抗凝固療法の神話と真実

Mythology & Truth

適切な心房細動管理のために

著
石川 利之
Ishikawa Toshiyuki

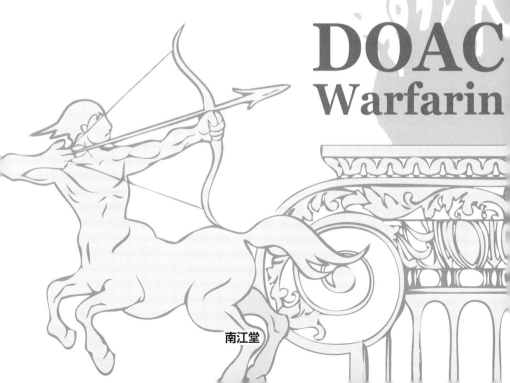

DOAC
Warfarin

南江堂

序文

　心房細動症例における脳梗塞予防のための抗凝固療法の必要性についていわれ始めてから，長い月日がたちました．その間も，抗凝固療法は脳梗塞予防と出血性合併症の間を揺れ動いてきました．抗凝固療法の有用性を多くの医師が理解していたにもかかわらず，なかなか普及しませんでした．これはワルファリンによる出血の副作用とワルファリンのコントロールの難しさによるものと思われます．経口抗凝固薬としてはワルファリンしかない時代が長く続いていましたが，2011年3月14日，ワルファリンとは作用機序の異なる，いわゆる「新規抗凝固薬」が発売されました．それは，2011年3月11日の東日本大震災の直後のことでした．

　「新規抗凝固薬」はワルファリンとは全く異なる薬でありながら，モニタリングなど，ワルファリンの使用方法の呪縛から逃れられないでいるように思えます．ワルファリンしか使えなかったためか，我々は，ワルファリンについて，あまりに無知でした．そして，良くも悪くも，多くの神話が作られました．ワルファリンの最大のエビデンスは新規抗凝固薬の大規模開発治験です．ワルファリンの神話ともいえる誤解には重大な問題があり，看過できない状況にあるように思えます．ワルファリンは素晴らしい薬ですが，新規抗凝固薬はワルファリンとは異なる薬です．本書の目的は抗凝固薬の「神話」から脱却して「真実」を求めることです．

　ワルファリンに対する新規抗凝固薬ということで，当初 New Oral Anti-Coagulant，もしくは Novel Oral Anti-Coagulant を略して NOAC と呼ばれた薬も，いつまでも「New」や「Novel」ではおかしいので，Non-Vitamin K dependent Oral Anti-Coagulant の略として同じ NOAC という名称が使用されるようになりました．しかし，No Anticoagulation と紛らわしいという意見もあり，2015年，新たに DOAC (Direct Oral Anti-Coagulant) という名称が国際血栓止血学会より提唱されました (Bames GD et al : J Thromb Haemost 13 : 2132-2133, 2015)．これは，NOAC が世界で受け入れられた証ともいえます．今後，DOAC という名称が一般化することが予想されますので，本書では DOAC という名称を使用しました．

　本書が抗凝固療法の神話と真実を見極める一助となり，抗凝固療法の適切な普及に役立つことを祈願しております．

2016年6月

石川　利之

目 次

プロローグ 1

第I章 神話と真実を巡る旅──出発前の準備

1. 心房細動と心原性脳梗塞 6
 A．疫学──割り切って理解し，患者に説明する 6
 B．$CHADS_2$ スコア 6
 C．なぜ発作性と慢性で脳梗塞の発生率が変わらないか 9
 D．なぜ心房細動に抗凝固療法が必要なのか 10
 E．ペースメーカー治療が教えてくれたこと 10

2. 抗凝固療法のリスク・ベネフィット──治療には常に両面がある 16
 A．予防効果か副作用か 16
 B．抗凝固療法の普及の妨げ 17
 C．抗血小板療法と抗凝固療法 19
 D．$CHADS_2$ スコア1点の症例に対するワルファリンの
   リスク・ベネフィット 19

3. $CHADS_2$ スコア0，1点に対する抗凝固療法の重要性 22

4. 抗凝固療法と抗血小板療法の併用──併用がいかに危険か 28
 A．DAPT 28
 B．ステントにワルファリンは無効，DAPTが必要 29
 C．PCI後の抗血栓療法 30

第II章 ワルファリン神話の時代

1. 凝固系とワルファリン治療
  ──ワルファリンについて知っておくべきこと 34
 A．凝固系 34

- B．ワルファリンの作用 —— 35
- C．ワルファリンの使い方 —— 36
- D．ワルファリンと食品との相互作用 —— 37
- E．ワルファリンの代謝 —— 37
- F．ワルファリンの用量の個人差 —— 39
- G．PTとINR —— 39
- H．APTT —— 40
- I．ワルファリンのモニタリング——なぜPT-INRを用いるのか —— 41
- J．ワルファリン治療のTTR —— 42
- K．PT-INRによるモニタリングの限界 —— 43

2. DOAC出現前——ワルファリンしかないとどうなるか —— 48
3. 腎機能低下例における抗凝固療法——ワルファリン療法の危険性 —— 52
   - A．クレアチニン・クリアランスの意味と問題点 —— 53
4. 出血した場合の対応と中和
   ——ワルファリンのビタミンKによる中和に関する誤解 —— 58
   - A．ワルファリンのビタミンK製剤投与による中和 —— 58
   - B．血液凝固因子複合製剤の投与 —— 58
   - C．DOACの中和薬 —— 59
5. 手術時の対応——ワルファリン服用患者は大変 —— 61
   - A．手術時におけるワルファリンの問題点 —— 61
   - B．DOACを用いる利点 —— 63
   - C．多くの手術においてヘパリン・ブリッジは有害 —— 63
6. ワルファリンにまつわる数多の神話
   ——ワルファリンを適切に使うには —— 66
   - A．ワルファリンはモニタリングできるからといって，安全に使用できる訳ではない —— 66
   - B．ワルファリンコントロールが安定しているからといって，DOACに変更する必要がない，とはいえない —— 66
   - C．高リスク例だからといって，モニタリングできるワルファリンを選択して弱めにコントロールしたほうがよい訳ではない —— 68
   - D．ワルファリンは半減期が長いからといって，コンプライアンスのわるい症例にも安全に使える訳ではない —— 70

E． 腎機能低下例だからといって，ワルファリンを使用したほうが
　　　　安全な訳ではない ──────────────────────── *71*
　　F． ワルファリンは骨粗鬆症を進める ──────────── *72*
　　G． ワルファリンの効果過剰時の対応とビタミンKによる中和 ──── *72*

第Ⅲ章　DOACの出現──新たな抗凝固療法の幕開け

1. DOACの総論──臨床試験の結果をどう読むか ────────── *78*
　　A． 治験データの解釈 ──────────────────── *78*
　　B． DOACの薬理動態の違い ───────────────── *81*
　　C． ワルファリンと比べ半減期が短いDOACでは抗凝固作用が
　　　　持続していないので問題がある，という勘違い ─────── *82*
　　D． DOACに何を求めるか ────────────────── *83*
　　E． 1日1回投与と2回投与のどちらがよいか ─────────── *83*
　　F． 医師には無理にワルファリンをDOACに変更する権利はない ──── *84*
　　G． 飲み忘れを防ぐには ─────────────────── *85*
　　H． minor bleedingで服薬を中止させない ─────────── *86*

2. DOACで頭蓋内出血が少ない理由
　　　── DOACで頭蓋内出血が少ない訳ではなく，あくまでも
　　　　ワルファリンとの比較 ────────────────── *88*
　　A． ワルファリンとDOACの頭蓋内出血についての比較 ───── *88*
　　B． DOACの頭蓋内出血率が低いといってもあくまでも
　　　　ワルファリンとの比較 ────────────────── *90*
　　C． DOACは消化管出血に注意 ──────────────── *91*

3. なぜDOACにモニタリングが不要なのか
　　　──現状ではDOACのモニタリングは有害無益 ──────── *93*
　　A． DOACのモニタリングの問題点 ────────────── *93*
　　B． ヘパリンのモニタリング ───────────────── *95*
　　C． 凝固因子活性抑制率や血中濃度でDOACの効果を測れるか ──── *96*
　　D． 事故発生率の問題 ──────────────────── *100*
　　E． DOACのモニタリングは有害無益 ───────────── *103*

4. DOACの各論 ──────────────────────── *106*

- A．ダビガトラン（プラザキサ®） ……………………………… *107*
- B．リバーロキサバン（イグザレルト®） ……………………… *117*
- C．アピキサバン（エリキュース®） …………………………… *124*
- D．エドキサバン（リクシアナ®） ……………………………… *128*

5. 抗凝固薬の費用対効果 …………………………………………… *135*
- A．薬剤の費用対効果についての考え方 ……………………… *135*
- B．ダビガトラン（プラザキサ®） ……………………………… *136*
- C．リバーロキサバン（イグザレルト®） ……………………… *139*
- D．アピキサバン（エリキュース®） …………………………… *139*
- E．エドキサバン（リクシアナ®） ……………………………… *140*

6. ダビガトランのブルーレターの解釈と予防治療の認識
―― 事故を完全に防ぐことはできない ………………………… *142*
- A．ダビガトランに対するブルーレター ……………………… *142*
- B．予防とは何か ………………………………………………… *143*

第Ⅳ章　旅の終わりに

1. それでもワルファリンはなくならない
―― DOACだけでは対応できない場合 ………………………… *148*
- A．抗凝固療法の選択肢を持つこと …………………………… *148*
- B．弁膜症性心房細動 …………………………………………… *148*
- C．ワルファリン処方に習熟する必要性 ……………………… *149*

2. 結論，単純にいえば ……………………………………………… *150*

エピローグ …………………………………………………………… *151*

索　引 ………………………………………………………………… *153*

謹告　著者ならびに出版社は，本書に記載されている内容について最新かつ正確であるよう最善の努力をしております．しかし，薬の情報および治療法などは医学の進歩や新しい知見により変わる場合があります．薬の使用や治療に際しては，読者ご自身で十分に注意を払われることを要望いたします．　　　　　　　　株式会社　南江堂

プロローグ

神話のはじまり

　ウシの飼料が，牧草の代わりに痩せた土地でも大量に収穫できるスイートクローバーに切り替えられた1920年代に，腐敗したスイートクローバーを食べたウシに出血が止まらずに死亡する事故が多発しました．また，ムラサキウマゴヤシ（ビタミンKを大量に含む）を食べさせると出血が止まることもわかりました．ウィスコンシン大学の生化学者K. P. Linkが，腐敗したスイートクローバーから出血を誘発する物質として，スイートクローバーに含まれるcoumarinから変化したdicoumarolを発見し，そして，その誘導体として1943年にワルファリンの合成に成功しました．Warfarinという名称はこの物質のライセンスを持っていたウィスコンシン大学のWisconsin Alumni（Agriculture）Research Foundationとcoumarinを合成したものです．当初ワルファリンは殺鼠剤として用いられました．ワルファリンを食べたネズミは網膜出血を起こし，明るい所に出て死ぬという利点があったためです．ところが，このワルファリンを大量に飲んで自殺を図った米国人がビタミンKの投与を受けて助かった事件が起こり，ワルファリンに抗凝固薬としての道が開かれ，1954年に医療薬として承認されました．そして，1955年に心臓発作を起こした米国大統領Dwight David Eisenhower（彼はクローン病も持っていました）に処方されたことで，ワルファリンの名前が有名になりました．**ここに，神話が始まります．**しかし，ワルファリンの抗凝固薬としての機序が解明されたのは，1970年代も後半のことです．そして，ワルファリンの有効性に関する研究が盛んに行われたのは1990年前後のことでした．PT-INRの治療域が定められたのはさらにその後です．しかし，この頃の研究の症例数は各群200例前後に過ぎず，今から考えるときわめて小規模の研究ばかりで，PT-INRのコントロール値も1.5～2.7や2.8～4.2などばらばらです[1~4]．ワルファリンの最大のエビデンスは，DOAC（発売当初はNOACという名称でしたが，本書では現在国際的に一般的となっているDOACという表記を使用します）の臨床治験で得られました．**それまでワルファリンについ**

ていかに無知であったかを，DOACの臨床治験が我々に教えてくれたのです．それでは，抗凝固療法の神話と真実を求める旅に出ましょう！

> ### DOAC出現前のワルファリンのエビデンス内容
>
> a) Stroke Prevention in Atrial Fibrillation (SPAF) 1 Study[1]
>   掲載誌：Circulation **84**：527-539, 1991
>   概　要：試験期間1987～1989，二重盲検法，平均経過観察期間1.3年，平均年齢67歳．
>   　　　　ワルファリン投与可能群（G1）とワルファリン投与非可能群（G2）に分類．
>   　　　　ワルファリン投与可能群（G1）をワルファリン，アスピリン，プラセボ投与の3群に分けた（ワルファリン210例，アスピリン325 mg/日206例，プラセボ211例，PT-INR＝2.8～4.2）．
>   　　　　ワルファリン投与非可能群（G2）をアスピリンとプラセボ投与の2群に分けた．
>   G1の結果：ワルファリン（2.3%/年，$p<0.01$），アスピリン（3.6%/年，$p<0.02$）ともに有意に脳梗塞を予防した（プラセボ6.3%/年）．
>   major complication：ワルファリン1.5%/年，アスピリン1.4%/年，プラセボ1.9%（ns）．
>
>   コメント
>   　　この研究は1群200例前後と少数で，抗凝固療法が適していないと判断された症例ははじめから除外されています．PT-INRのコントロールは2.8～4.2と，現在では考えられないような数値です．なぜか，アスピリンも有効であるという結果です（心原性脳梗塞の予防にアスピリンが有効であったという報告は，他にはほとんどありません）．
>
> b) Boston Area Anticoagulation Trial for Atrial Fibrillation (BAATAF)[2]
>   掲載誌：N Engl J Med **323**：1505-1511, 1990
>   概　要：unblinded study．平均経過観察期間2.2年，平均年齢68歳．
>   　　　　low-doseワルファリン212例，アスピリン206例，PT-INR＝1.5～2.7．
>   結　果：脳卒中：ワルファリン0.41%/年，アスピリン2.98%/年（$p=0.0022$）．
>   　　　　ワルファリンはアスピリンと比較し有意に脳梗塞を予防．
>   　　　　出血：ワルファリン3.8%，アスピリン2.1（ns）．
>   　　　　死亡：ワルファリン2.25%/年，アスピリン5.97%/年（$p=0.005\%$）．

コメント
　　この研究は1群200例前後と少数で，unblinded studyです．PT-INRは1.5～2.7と弱めです．

c) Canadian Atrial Fibrillation Anticoagulation (CAFA) Study[3]
　掲載誌：J Am Coll Cardiol **18**：349-355, 1991
　概　要：試験期間 1987～1990，二重盲検法，平均観察期間 15 ヵ月．
　　　　　無作為化の前にワルファリン投与が可能か判断．
　　　　　ワルファリン 187 例（68 歳），プラセボ 191 例（67.4 歳），PT-INR＝2～3（supervisor による）．
　結　果：脳梗塞/全身性塞栓症：ワルファリン 3.5%，プラセボ 5.2%（$p=0.18$）で有意差なし．
　　　　　致死的出血：ワルファリン 2.5%，プラセボ 0.5%．
　　　　　大出血：ワルファリン 16%，プラセボ 9%．

コメント
　　この研究は1群200例未満と少数で，抗凝固療法でワルファリンが投与できないと判断された症例ははじめから除外されています．ワルファリン投与群とプラセボ投与群で脳梗塞，全身性塞栓症の発生率に有意差が認められませんでした．しかし，予想イベント発生率からすると症例数が少な過ぎます．

d) European Atrial Fibrillation Trial (EAFT)[4]
　掲載誌：Lancet **342**：1255-1262, 1993
　概　要：一過性脳虚血発作（TIA），脳卒中の既往のある症例，平均年齢 70.5 歳，平均経過観察期間 2.3 年．
　　　　　ワルファリン 225 例，コントロール（アスピリン 300 mg またはプラセボ）214 例，PT-INR＝3.0～4.0．
　結　果：脳卒中/TIA：ワルファリン 8.9%/年はコントロール 23.4%/年と比較し有意に脳梗塞を予防（相対リスク 0.39，95% CI[0.22～0.68]）．
　　　　　大出血：ワルファリン 5.8%/年，コントロール 1.4%/年（相対リスク 4.12，95% CI[1.19～14.26]）．
　　　　　小出血：ワルファリン 20.9%/年，コントロール 5.1%/年（相対リスク 4.06，95% CI[2.17～7.62]）．
　　　　　全死亡：ワルファリン 18.2%/年，コントロール 20.6%/年（相対リスク 0.89，95% CI[0.60～1.30]）．
　　　　　治療継続困難：ワルファリン 5.8%/年，コントロール 1.4%/年（相対リスク 4.12，95% CI[1.19～14.26]）．

コメント
　　この研究は2次予防ということもあり，イベント発生率が非常に高くなっています．1群200例前後と少数で，PT-INRのコントロールは3.0〜4.0と，現在では考えられないような数値です．

POINT
どの研究も1群200例前後と少数で，予想イベント発生率からすると症例数が少な過ぎます．スタディデザインにも問題があります．PT-INRのコントロール値も，現在の基準とは異なっています．これらの研究は，現在ならば受け入れられないと考えられます．

文　献
1) Stroke Prevention in Atrial Fibrillation Investigators : Stroke prevention in atrial fibrillation study : final results. Circulation **84** : 527-539, 1991
2) Boston Area Anticoagulation Trial for Atrial Fibrillation Investigators : The effect of low-dose warfarin on the risk of stroke in patients with nonrheumatic atrial fibrillation. N Engl J Med **323** : 1505-1511, 1990
3) Connolly SJ et al : Canadian atrial fibrillation anticoagulation (CAFA) study. J Am Coll Cardiol **18** : 349-355, 1991
4) EAFT (European Atrial Fibrillation Trial) Study Group : Secondary prevention in non-rheumatic atrial fibrillation after transient ischaemic attack or minor stroke. Lancet **342** : 1255-1262, 1993

第Ⅰ章

神話と真実を巡る旅
　　──出発前の準備

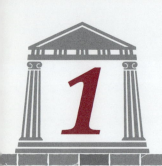

心房細動と心原性脳梗塞

A 疫学——割り切って理解し，患者に説明する

循環器病の診断と治療に関するガイドラインの「心房細動治療（薬物）ガイドライン（2008年改訂版）」において，はじめて診断された心房細動を初発性心房細動，持続7日以内を発作性心房細動，持続7日を超えるものを持続性心房細動，除細動不可能なものを永続性心房細動と心房細動の分類が明確にされました[1]．

疫学は重要ですが，細かい数字をいっても覚えられませんし，意味もありません．心房細動の正確な有病率は不明であり，また必ずしも症状がある訳ではありません．患者への説明と自分自身の理解のために必要な数字として，大まかにいうと，先進国では約1％が心房細動を持ち，自覚されていない症例を含めると約2％が心房細動を持っています．男性のほうが女性より2倍くらい多くなっています．50歳未満で心房細動はまれですが，50歳を超えた頃より増加し，80歳を超えると5〜10％前後が心房細動を持っています（図1, 2）．発作性心房細動は年率5％で慢性化していきます[2〜7]．

B $CHADS_2$ スコア

リスクの層別化をしない場合，心房細動患者は年率5％脳梗塞を起こします．しかし，脳梗塞を起こしても，みている医師の所にくるとは限りませんし，発生率が非常に高いとはいえず，1人の医師がみている心房細動患者数もそれほど多くはないので，このことは実感されることはありません．その結果，多くの医師は心房細動があっても脳梗塞はそれほど多いとは思っていないのです．

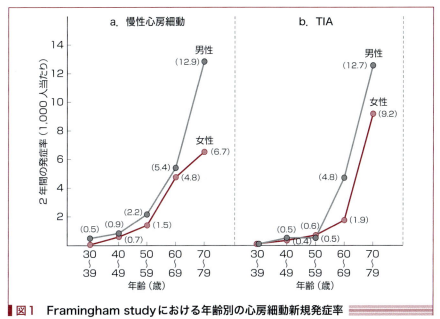

図1 Framingham studyにおける年齢別の心房細動新規発症率

1,000人当たりの2年間の心房細動新規発症率を示します．50歳を超えた所から急速に心房細動新規発症率が上昇します．

[文献6より]

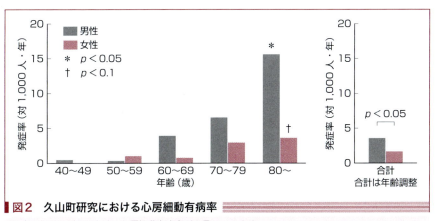

図2 久山町研究における心房細動有病率

50歳を超えた所より急速に心房細動有病率が上昇しています．

[文献4より]

表1　CHADS₂ スコア

Congestive heart failure（心不全）	1
Hypertension（高血圧）	1
Age（年齢）≧75歳	1
Diabetes mellitus（糖尿病）	1
Stroke（脳卒中）/TIA（一過性脳虚血発作）	2

［文献8より］

表2　CHADS₂ スコアと脳梗塞年間発症率

CHADS₂ スコア	脳梗塞の年間発症率（%）
0	1.9
1	2.8
2	4.0
3	5.9
4	8.5
5	12.5
6	18.2

［文献8より］

　非弁膜症性心房細動における脳梗塞発症率のリスク因子をスコア化したのがCHADS₂スコアです[8]．心不全（Congestive heart failure），高血圧（Hypertension），高齢者（Age≧75歳），糖尿病（Diabetes mellitus），脳卒中/一過性脳虚血発作（Stroke/TIA）の頭文字をとっています．各1点，脳卒中/TIAの既往はリスクが高いので2点で，最高6点で表されます（表1）．0点でも脳梗塞の年間発症率は1.9%になります．そして1点増えるに従いリスクが50％ずつ増加し，点数を2倍すると，おおよその脳梗塞の年間発症率になります（表2）．一般人口における脳梗塞の年間発症率は約1%なので，この年間発症率は非心房細動例に対するリスク増加率を示します．簡単で覚えやすく，使いやすいうえに有用な指標です．世界中の心房細動治療のガイドラインは基本的にCHADS₂スコアを利用しています．

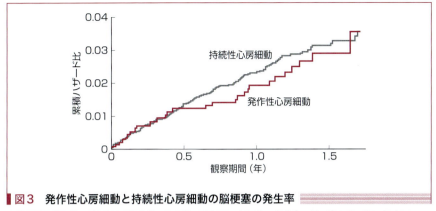

図3 発作性心房細動と持続性心房細動の脳梗塞の発生率
ACTIVE W試験では発作性心房細動と持続性心房細動の脳梗塞の発生率に差がありませんでした.

[文献9より]

C なぜ発作性と慢性で脳梗塞の発生率は変わらないか

　心房細動の持続時間が長くなるほど,心原性脳梗塞の発生率が高まります.以前より,心房細動が48時間以上持続すると,血栓塞栓症発生のリスクがあるといわれてきました.それにもかかわらず,慢性と発作性で脳梗塞発生率は変わらないのです(図3)[9].それは,スタート時点で発作性心房細動であっても,いつ慢性化するか予測するのは困難であり,しかも心房細動が起こっても,必ずしも自覚できないためです.結果的に発作性で留まった例と慢性化した例を比べれば,発作性のほうが心原性脳梗塞の発生率は低いはずです.しかし,観察を始めた時点で発作性心房細動であっても,将来どの人が慢性化するかは予測できないのです.現在,発作性心房細動だからといって油断できないのです.しかも心房細動を起こしても,必ずしも自覚症状はありません.血栓塞栓症を起こしてから心房細動に気づくことも少なくないのです.したがって,抗凝固療法の適応に関しては,発作性心房細動と慢性心房細動を区別できないのです.

D なぜ心房細動に抗凝固療法が必要なのか

　血栓を起こす要素は，①血流のうっ滞，②血管内皮の異常，③血液成分の異常であることがRudolf C. Virchowにより提唱されました．心房細動を起こすと心房は痙攣状態となり，血流のよどみが生じ，血栓ができやすくなります．心原性脳梗塞のリスク因子としてあげられている，高血圧，心不全，糖尿病，加齢はいずれも血管内皮の異常を起こす原因となります．脱水は血液成分の異常の一因です．

　左心房の心耳は血栓の好発部位です．ここで形成された血栓が飛んでいくとどこかで詰まり，塞栓症を起こします．脳に詰まると脳梗塞を起こすので大問題となります．脳梗塞の種類としては，穿通枝に起こるラクナ梗塞，アテローム血栓性脳梗塞，心原性脳梗塞がありますが，最も梗塞サイズが大きく，予後不良な脳梗塞を起こすのが心原性脳梗塞です．心原性脳梗塞は，しばしば出血性脳梗塞を合併します．死亡率が最も高く，助かっても社会復帰率が最も低いのが心原性脳梗塞です．現在，心原性脳梗塞は脳梗塞の約30％を占めます．起こしてからでは遅いので，予防が最も重要です．そこで，抗凝固療法が重要になってくるのです．

E ペースメーカー治療が教えてくれたこと

　心房細動が起こっても，患者には必ずしも自覚症状がある訳ではありません．健康診断で指摘され受診しても，異常をまったく自覚していない患者がまれならず存在します．不幸なことに，心原性脳梗塞を起こしてから心房細動と診断される患者も少なくありません．

　現在の進歩したペースメーカーを植込まれた患者では，心房細動を起こすと，植込まれた器械のメモリーに記録が残ります．現在，ペースメーカー植込み患者の半分が心房細動を持っていることがわかっています．そのうち，2/3の発作は自覚されておらず，さらに，その2/3は植込み前に心房細動が認められていません．したがって，21％の患者はペースメーカーを植込まれなければ心房細動の診断はされなかったことになります[10]．

　洞不全症候群でペースメーカーを植込まれた患者の心房細動および脳卒中発生

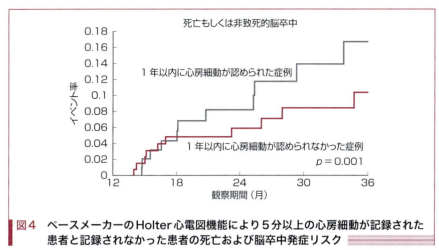

図4 ペースメーカーのHolter心電図機能により5分以上の心房細動が記録された患者と記録されなかった患者の死亡および脳卒中発症リスク

ペースメーカーのHolter心電図機能により5分以上の心房細動が記録された患者の死亡および脳卒中発症リスクは2.79倍になります（2.79[1.51～5.15]：p = 0.0011）．

［文献11より］

を調べたMOST研究では，5分以上の心房細動が記録された患者の死亡および脳卒中発症リスクは2.79倍になることが示されています（図4）[11]．

1 ASSERT研究

　心房細動の既往がなく，高血圧を有しペースメーカーもしくは植込み型除細動器（ICD）を植込まれた症例2,580例を調べたASSERT研究では，最初の3ヵ月間に6分間以上持続する心房細動が10.1％に認められました（その後フォローアップ期間中に，さらに24.5％に認められました）．最初の3ヵ月間に6分間以上持続する無症候性心房細動がペースメーカーのHolter心電図記録上のみに認められた症例に，臨床的に心房細動が認められるハザード比は5.56（95％CI：3.78～8.17，p＜0.001）でした（図5）．最初の3ヵ月間に6分間以上持続する心房細動が認められた症例は認められなかった症例と比べ，脳梗塞/塞栓症の発生のハザード比が2.49（95％CI：1.28～4.85，p = 0.001）でした（図6）[12]．倫理上の問題より，フォローアップ中に194例にワルファリンが処方されており，もしワルファリンが処方されていなかったら，この差はもっと大きかったものと思われます．

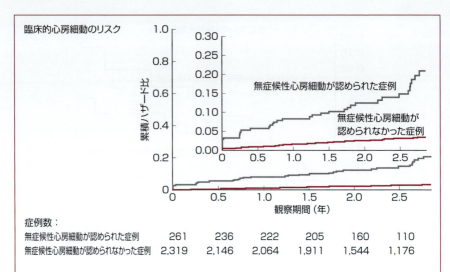

図5 最初の3ヵ月間に6分間以上持続する無症候性心房細動がペースメーカーのHolter心電図記録上のみに認められた症例と認められなかった症例に臨床的心房細動が認められるハザード比

ハザード比5.56(95%CI：3.78〜8.17, $p<0.001$). ［文献12より］

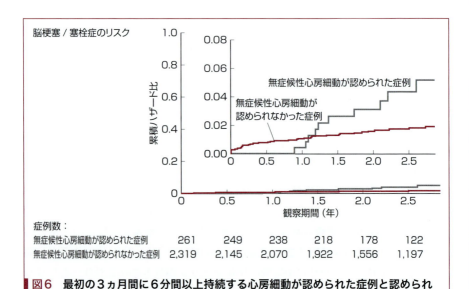

図6 最初の3ヵ月間に6分間以上持続する心房細動が認められた症例と認められなかった症例の脳梗塞/塞栓症の発生のハザード比

ハザード比2.49(95%CI：1.28〜4.85, $p=0.001$). ［文献12より］

2 SOS-AF

　デバイス（ペースメーカー43％，ICD 20％，心臓再同期療法（CRT）37％）植込み前に心房細動が認められなかった症例を前向きに調べた3つの観察研究を合わせて解析したSOS-AFにおいて，平均2年間の観察期間に10,016人中43％に少なくとも1回の5分以上の心房細動（心房レート>175 bpm）が認められました．平均年齢70歳，31％が女性，脳梗塞の既往が6％に認められ，59％が$CHADS_2$スコア2点以上でした．18％に抗凝固療法が施行されました．$CHADS_2$スコアで補正しても，1日当たりの総心房細動時間が1時間以上の症例は，1時間未満の症例と比較して有意に脳梗塞およびTIAの発生率が高く（8,122例中69例），ハザード比は1.90（95％CI：1.14〜3.12，$p=0.0135$）でした[13]．脳梗塞およびTIAの発生には心房細動時間が関係していることが示されました．

3 Bottoらによる研究

　ペースメーカーのHolter機能を用いたBottoらの研究では，心房細動の持続時間が長いほど，血栓塞栓症イベントの年間発生率が高いことが示されました．$CHADS_2$スコア1点では心房細動の持続時間が24時間以上，$CHADS_2$スコア2点では心房細動の持続時間が5分以上，$CHADS_2$スコア3点以上では心房細動が認められなくとも，血栓塞栓症イベントの年間発生率が5％を超え，それ以外の場合の0.8％と比べ有意に上昇する（$p=0.035$）と報告されています（図7a）．一方，$CHADS_2$スコア1，2点で心房細動が認められなかった場合と，$CHADS_2$スコア1点で心房細動の持続時間が24時間未満の場合の血栓塞栓症イベントの年間発生率は0.6％で，$CHADS_2$スコア1点で心房細動の持続時間が24時間以上の場合と$CHADS_2$スコア2点で心房細動の持続時間が5分以上の場合の血栓塞栓症イベントの年間発生率4.0％と比べ有意に低値（$p=0.039$）でした（図7b）．つまり，血栓塞栓症イベントの年間発生率は心房細動の持続時間と$CHADS_2$スコアにより規定されているようです．$CHADS_2$スコアが1点以上の場合，心房細動の持続時間が24時間以上で抗凝固療法の適応になり，$CHADS_2$スコアが2点以上の場合は心房細動の持続時間が5分以上なら抗凝固療法の適応になることになります[14]．この研究の結果からは，$CHADS_2$スコア3点以上では心房細動が確認されなくても血栓塞栓症のリスクが高いことになります（必ずしも心原性脳梗塞だけをみている訳ではない可能性がありますが）．ただし，こ

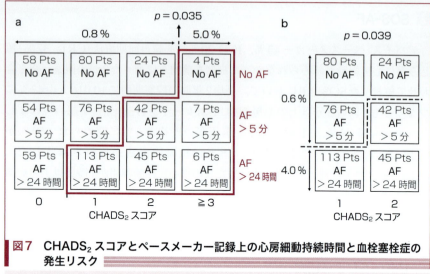

図7 CHADS₂スコアとペースメーカー記録上の心房細動持続時間と血栓塞栓症の発生リスク

AF：心房細動，Pts：症例．

［文献14より］

の研究の症例数は568例と少なく，カットオフ値を求めるには大規模研究が必要と思われます．

POINT

- 人口の2％に心房細動が認められるが無症状のことも多く，認識されるのは1％である．
- 心房細動は50歳未満ではまれであるが，50歳以降増加し80歳を超えると10％近くが心房細動を持っている．
- **抗凝固療法を行わないと年5％に血栓塞栓症を起こすが，医師が実感することはできない．**
- 心房細動の持続時間が長いほど血栓塞栓症を起こす率が高い．
- しかし，発作性であっても年率5％で慢性化する．心房細動を起こしても自覚症状がないことが多いので，血栓塞栓症を起こしてから心房細動が捉えられることが多い．発作性であっても血栓塞栓症を起こすリスクに変わりはない．

心房細動の脳梗塞発症のリスクと予測年間発症率はCHADS$_2$スコアで評価する.

文 献
1) 小川　聡ほか：心房細動治療(薬物)ガイドライン(2008年改訂版).〈http://www.j-circ.or.jp/guideline/pdf/JCS2008_ogawas_h.pdf〉
2) Benjamin EJ et al : Impact of a trial fibrillation on the risk of death : the Framingham Heart Study. Circulation **98** : 946-952, 1988
3) Feinberg WM et al : Prevalence, age distribution, and gender of patients with atrial fibrillation : analysis and implications. Arch Intern Med **155** : 469-473, 1995
4) Inoue H et al : Prevalence of atrial fibrillation in the general population of Japan : an analysis based on periodic health examination. Int J Cardiol **137** : 102-107, 2009
5) 井上　博ほか：心房細動治療(薬物)ガイドライン(2013年改訂版).〈http://www.j-circ.or.jp/guideline/pdf/JCS2013_inoue_h.pdf〉
6) Kannel WB et al : Coronary heart disease and atrial fibrillation : the Framingham study. Am Heart J **106** : 389-396, 1983
7) 藤島正敏：循環器学の進歩：高齢者の循環器疾患：脳血管障害のリスクファクターとしての心疾患．循環器医 **6** : 19-26, 1988
8) Gage BF et al : Validation of clinical classification schemes for predicting stroke : results from the national registry of atrial fibrillation. JAMA **285** : 2864-2870, 2001
9) The ACTIVE investigators : Clopidogrel plus aspirin versus oral anticoagulation for atrial fibrillation in the Atrial fibrillation Clopidogrel Trial with Irbesartan for prevention of Vascular Events (ACTIVE W) : a rondomised controlled traial. Lancet **367** : 1903-1912, 2006
10) Defaye P et al : Prevalence of supraventricular arrhythmia from the automated analysis of data stored in the DDD pacemakers of 617 patients : the AIDA study. Pacing Clin Electrophysiol **21** : 250-255, 1998
11) Glotzer TV et al : Atrial high rate episode detected by pacemaker diagnostics predict death and stroke : report of the Atrial Diagnostics Ancillary Study of the MOde Selection Trial(MOST). Circulation **107** : 1614-1619, 2003
12) Healey JS et al : Subclinical atrial fibrillation and the risk of stroke. N Engl J Med **366** : 120-129, 2012
13) Boriani G et al : Device-detected atrial fibrillation and risk for stroke : an analysis of >10,000 patients from the SOS AF project (Stroke preventiOn Strategies based on Atrial Fibrillation information from implanted devices). Eur Heart J **35** : 508-516, 2014
14) Botto GL et al : Presence and duration of atrial fibrillation detected by continuous mionitoring : clinical implications for the risk of thromboembolic events. J Cardiovasc Electrophysiol **20** : 241-248, 2009

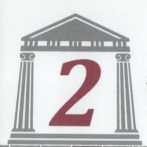

2 抗凝固療法のリスク・ベネフィット
―― 治療には常に両面がある

A 予防効果か副作用か

　心房細動の好発年齢層（＞50歳）における脳梗塞の年間発生率は，おおよそ1％前後です．心房細動があると5倍の5％に上昇します．これはワルファリン治療により，1〜2％に減少させることが可能です．ワルファリンは心房細動例の脳梗塞発生のリスクを64％減少させることのできる素晴らしい薬なのです（図1）[1]．しかし，血液凝固を抑制する以上，出血のリスクを上昇させます．心房細動の好発年齢層（＞50歳）における頭蓋内出血の年間発生率は0.15％です．ワルファリン服用により，頭蓋内出血の年間発症率は約4倍の0.62％に上昇します（図2）[2]．したがって，ワルファリン服用により頭蓋内出血の年間発生率がおおよそ0.2％から0.6％に上昇するという代償を支払うことによって，脳梗塞発生を5％から2％に減少させることができる訳です．逆にいうと，わずかな頭蓋内出血を恐れてワルファリンを処方しないと，大量の脳梗塞患者の発生を許してしまうのです．予防治療は常にリスク・ベネフィットを考える必要があります．自分が処方した薬により脳出血を起こしてしまったと，ウェットに考えるべきではないのです．むしろ，多くの脳梗塞の発生を防いだことを誇るべきなのです．しかし，もちろん頭蓋内出血をはじめとする重大な出血は少ないに越したことはありません．よりよい薬を望むことは当然のことです．患者からすると，治療によるマイナスは明瞭ですが，予防は実感されません．つまり，予防治療により恨まれることがあっても，感謝されることは少ないのです．

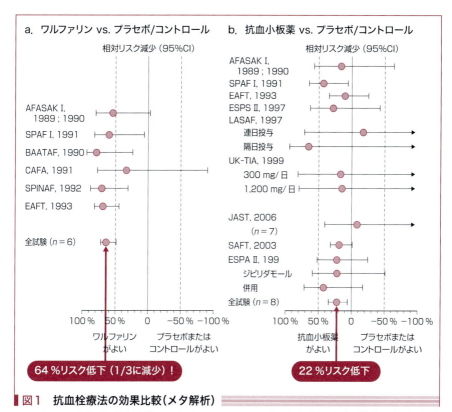

図1 抗血栓療法の効果比較(メタ解析)

ワルファリンは心房細動例の脳梗塞発生のリスクを64％減少させていました(**a**)．アスピリンは単独の研究では有意差を示せませんでしたが，メタ解析によると脳梗塞発生のリスクを22％減少させていました(**b**)．抗血小板薬は流速の速い所にできる白色血栓に対し有効であり，心房細動のように停滞した血流にできる赤色血栓に対し有効なのは抗凝固療法です．したがって，高齢，高血圧，糖尿病，心不全など動脈硬化のリスク因子に伴うラクナ梗塞，アテローム血栓性脳梗塞を予防していると考えるのが自然です．

[文献1より]

B 抗凝固療法の普及の妨げ

　多くの医師は心房細動も抗凝固療法もそれほど危険なものではないと考えており，さらに自分はワルファリンの管理が上手だと思っています．自分は血栓塞栓症や頭蓋内出血を1例も(あるいはほとんど)経験していない，経験したのは別に

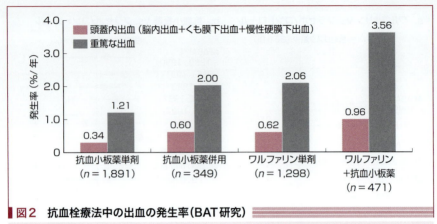

■ 図2　抗血栓療法中の出血の発生率（BAT研究）

抗血小板薬単剤でも年間に0.34％の頭蓋内出血，1.21％の重篤な出血の発生が認められました．抗血小板薬を併用すると頭蓋内出血の年間発生率は0.60％，重篤な出血の年間発生率は2.00％に上昇します．ワルファリン服用により，年間に0.62％の頭蓋内出血，2.06％の重篤な出血の発生が認められました．ワルファリンに抗血小板薬を併用すると，それぞれ0.96％，3.56％に上昇します．

［文献2より］

理由があった場合だけだったといいます．このような錯覚に陥るのには理由があります．血栓塞栓症の発生率も頭蓋内出血の発生率もある程度は高いのですが，ものすごく高いというほどではありません．さらに，1人の医師がみている心房細動患者には限りがあります．また，血栓塞栓症や頭蓋内出血を起こした際に，患者が普段通っている医療機関を受診するとは限りません．そのため，実際に血栓塞栓症や頭蓋内出血例を経験することはそれほど多くないのです．もし医師1人で大量の脳梗塞や頭蓋内出血例を経験したとすると，それはそれで大問題です．したがって，心房細動による脳梗塞のリスクと抗凝固療法による頭蓋内出血のリスクを実感することは困難なのです．抗凝固療法を行っていても脳梗塞を完全に防げる訳ではなく，放置したからといって全員に脳梗塞を起こす訳ではないのです．ただ，運がわるいか，あるいは運がよいだけなのかもしれないのです．予防に個人の体験は無力です．先述のような医師の勘違いが，抗凝固療法の適切な普及を妨げているのです．

C 抗血小板療法と抗凝固療法

　抗血栓療法には，アスピリンに代表される抗血小板療法と，これまではワルファリンしかなかった抗凝固療法の2種類があります．抗血小板療法は，たとえばラクナ梗塞やアテローム血栓性脳梗塞における，動脈系の速い血流のもとに起こる血小板の多い白色血栓の形成を予防します．抗凝固療法は，静脈系のよどんだ血流のもとに形成される赤色血栓の形成を予防します．心房細動における心原性脳梗塞は，心房，特に左心耳のよどんだ血流において血栓が形成されることによります．したがって，心房細動における心原性脳梗塞の予防に有効なのは抗凝固療法で，抗血小板療法の効果は期待できません．これまでの多くの研究で，抗凝固療法の有効性は明確ですが，抗血小板療法の有効性は，あったとしてもわずかです．メタ解析によりアスピリンはプラセボと比較して22％のリスク軽減が示されましたが，単独の試験ではほとんど有意差を示すことができていません[1]．心房細動を有する症例は，高血圧，糖尿病，心不全，高齢などの背景を有することが多く，ラクナ梗塞やアテローム血栓性脳梗塞のリスク因子を併せ持っています．抗血小板療法は，これらのラクナ梗塞やアテローム血栓性脳梗塞を予防することにより，わずかな有用性を示していた可能性があります．したがって，心原性脳梗塞の予防のために抗血小板療法を行う根拠はないのです．日本人を対象に行われたJAST研究では，プラセボと比べ抗血小板療法の有効性が示されないばかりか，有意差はないものの，むしろ劣る結果でした（図3）[3]．アスピリンには消化器障害や出血の副作用がありますので，アスピリンは心原性脳梗塞の予防のために使用する必要のない薬ではなく，原則，使用すべきでない薬なのです．実際，日本の心房細動治療のガイドラインからアスピリンは消えています[4]．

D CHADS$_2$スコア1点の症例に対するワルファリンのリスク・ベネフィット

　CHADS$_2$スコア1点の症例の脳梗塞の年間発生率は2.8％であり，ワルファリン非投与例の脳出血の年間発生率は0.15％ですので，ワルファリン投与下の脳梗塞（2.0％），脳出血（0.62％）の発生率が一定であると仮定して乱暴な計算をしてみると，ワルファリンによる脳梗塞予防効果は2.8－2.0＝0.8％で，脳出血の増加

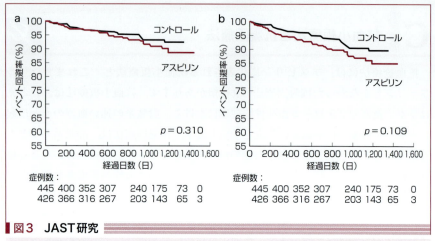

図3 JAST研究

日本人を対象に行われたJAST研究では，1次エンドポイントの心血管死亡，症候性脳梗塞，TIA（**a**，$p=0.310$），2次エンドポイントの非心血管死亡，頭蓋内出血，重篤な出血，末梢の塞栓症TIA（**b**，$p=0.109$）において，プラセボと比べ抗血小板療法の有効性が示されないばかりか，有意差はないものの，むしろ劣る結果でした．

［文献3より］

は0.62−0.15＝0.47％ということになります（実際にはCHADS$_2$スコアの低リスク例のほうが治療効果は高く，リスクは低いと予想されます）．梗塞の予防効果のほうが脳出血の増加よりわずかに勝っていますが，脳出血のほうが脳梗塞より重篤であることが多いことや，重篤な出血がワルファリン投与例で多いことを考えると見合わないことになります．CHADS$_2$スコア1点の症例に対するワルファリン投与を禁止することも積極的に推奨することもできず，その結果，「ワルファリン投与を考慮する」という，あいまいなガイドラインになったのです[4]．

POINT

- 心房細動による心原性脳梗塞の予防に抗凝固療法は有効であるが抗血小板療法は無効である．
- 抗凝固療法を行っていても脳梗塞を完全に防げる訳ではなく，放置したからといって全員に脳梗塞を起こす訳ではない．
- 発生率がそれほどは高くないので，心房細動による脳梗塞のリスクと抗凝

固療法による頭蓋内出血のリスクを実感することは困難であり，それが抗凝固療法の適切な普及を妨げている．
抗凝固療法はきわめて有効であるが，頭蓋内出血などの出血性合併症があり，リスク・ベネフィットを考慮して適応を決める必要がある．
ワルファリン治療の適応はCHADS$_2$スコア2点以上の場合であって，1点ではリスク・ベネフィットが拮抗しており，推奨されない．

文献

1) Hart RG et al：Meta-analysis：antithrombotic therapy to prevent stroke in patients who have nonvalvular atrial fibrillation. Ann Intern Med **146**：857-867, 2007
2) Toyoda K et al：Dual antithrombotic therapy increases severe bleeding events in patients with stroke and cardiovascular disease：a prospective, multicenter, observational study. Stroke **39**：1740-1745, 2008
3) Sato H et al：Low-dose aspirin for prevention of stroke in low-risk patients with atrial fibrillation：Japan Atrial Fibrillation Stroke Trial. Stroke **37**：447-451, 2006
4) 井上 博ほか：心房細動治療（薬物）ガイドライン（2013年改訂版）．〈http://www.j-circ.or.jp/guideline/pdf/JCS2013_inoue_h.pdf〉

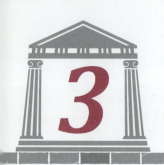

CHADS₂ スコア 0, 1 点に対する抗凝固療法の重要性

　CHADS$_2$ スコア0〜1点の患者は心房細動患者全体の約半分を占めます．米国のメディケアのデータベースに登録された171,393例の心房細動患者のうち，CHADS$_2$の0，1，2，3，4，5，6点の割合は，それぞれ20.0％，33.8％，27.7％，12.0％，4.5％，1.5％，0.3％でした（図1）[1]．したがって，ワルファリンの積極的適応となる2点以上の割合は46.2％でした．DOACの適応を1点以上とすると，80％が適応になります．日本心電学会の登録研究であるJ-RHYTHM registryではCHADS$_2$の0，1，2，3，4，5，6点の割合は，それぞれ15.7％，34.0％，27.8％，14.4％，5.7％，2.0％，0.3％でした（図2）[2]．2点以上の割合は50.3％でした．DOACの適応を1点以上とすると，84.3％が適応になります．比較的大きな病院の循環器内科の実情を反映した数字であると考えられます．日本の平均的人口構成に近いと考えられる京都市伏見区の一般医家を対象とし，2012年の時点で3,183例の心房細動患者を登録したFushimi AF registryではCHADS$_2$の0，1，2，3，4，5，6点の割合は，それぞれ11.2％，25.7％，27.6％，19.4％，11.4％，4.5％，0.6％でした（図3）[3]．よって，2点以上の割合は63.1％でした．DOACの適応を1点以上とすると，88.8％が適応になるという結果でした．J-RHYTHM registryより高リスクの患者が多い結果ですが，一般医家の実情を反映した数字であると考えられています．CHADS$_2$ スコア0点でも65歳以上をDOACの適応とすると，DOACにより抗凝固療法の適応となる率はさらに高まります．いずれにしろ，ワルファリンの適応となる2点以上の患者は全心房細動患者の半分に過ぎないのです．CHADS$_2$ スコア0〜1点の症例が心原性脳梗塞を起こすリスクは低いとはいえ，非心房細動患者と比べると高く，1点の場合2.8倍，0点でも1.9倍になります．相対的には率は低くなりますが，分母である心房細動患者数が多いので大量の脳梗塞が発生することになります[4]．

　「第Ⅰ章-2-D．CHADS$_2$ スコア1点の症例に対するワルファリンのリスク・

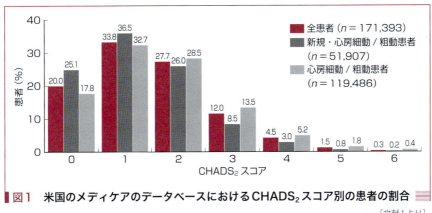

図1 米国のメディケアのデータベースにおけるCHADS$_2$スコア別の患者の割合

[文献1より]

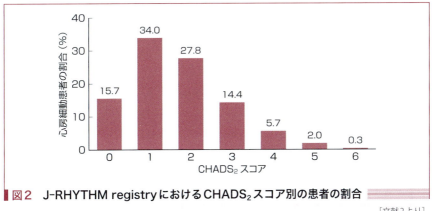

図2 J-RHYTHM registryにおけるCHADS$_2$スコア別の患者の割合

[文献2より]

ベネフィット」でも述べましたが，CHADS$_2$スコア1点の症例の脳梗塞の年間発生率は2.8％で，ワルファリン非投与例の脳出血の年間発生率は0.15％ですので，ワルファリン投与下の脳出血(0.62％)，脳梗塞(2.0％)の発生率が一定であると仮定すると，ワルファリンによる脳梗塞予防効果は2.8−2.0＝0.8％で，脳出血の増加は0.62−0.15＝0.47％ということになります．梗塞の予防効果のほうが脳出血の増加よりわずかに勝っていますが，脳出血のほうが脳梗塞より重篤であることを考えると見合わないことになります．

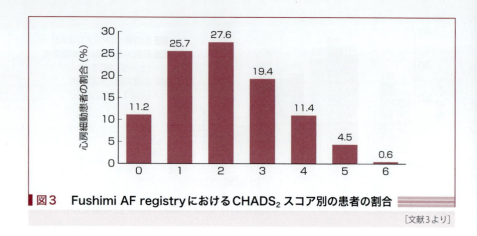

図3 Fushimi AF registry における CHADS$_2$ スコア別の患者の割合

［文献3より］

ワルファリンしかなかった時代はそれでも仕方なかったのですが，DOACの登場により状況は変化しました．まず最初に使用が可能になったダビガトランのデータをみてみます．RE-LY研究の対象はCHADS$_2$スコア1〜6点まで含まれます[5]．そこで1〜2点の症例の成績をみることができます．ダビガトラン300 mg/日が投与されたCHADS$_2$スコア0〜1点の症例の脳梗塞/全身性塞栓症の年間発生率は0.65％，頭蓋内出血の年間発生率は0.20％でした．ワルファリン投与群では，それぞれ1.08％，0.54％でした．その多くは1点で0点の症例は少ないので，ほぼ1点の症例の成績とみることができます（図4）．CHADS$_2$スコア1点の症例の脳梗塞の年間発生率は2.8％で，ワルファリン非投与例の脳出血の年間発生率を0.15％とすると，ダビガトラン300 mg/日による脳梗塞/全身性塞栓症の予防効果は年間2.8−0.65＝2.15％，頭蓋内出血の年間発生率の増加は0.20−0.15＝0.05％ということになります．これだけ大きな差があれば，CHADS$_2$スコア（0〜）1点でも十分使用できることになります[6]．

そこで問題となるのが，CHADS$_2$スコアの高齢者の基準が75歳以上となっていることです．65歳以上で脳梗塞のリスクが高まることが知られており，75歳を超えると脳梗塞/TIAの既往に匹敵するリスクがあるとされています．そこで，65歳以上で1点，75歳以上では2点とし，CHADS$_2$スコアに含まれなかったvascular diseaseに1点，女性に1点を与え合計9点満点としたのが，CHA$_2$DS$_2$-VAScです[7]．ただし，この方法は煩雑であることが問題です．しか

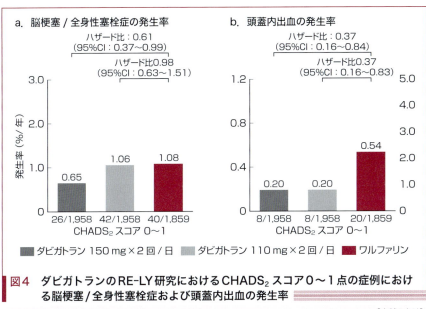

図4 ダビガトランのRE-LY研究におけるCHA$_2$DS$_2$スコア0～1点の症例における脳梗塞/全身性塞栓症および頭蓋内出血の発生率

[文献6より]

も，このスコアによるリスク増加は点数と必ずしも比例していません．その理由はvascular diseaseを加えることによる交絡と，必ずしもリスクとならないsex category（女性）を加えたことによるものと考えられます．少なくとも日本人においては，女性はリスク因子とはなりません[8]．リスク評価のスコアとしてはよいものとはいえませんが，その価値は，ワルファリンしかなかった時代からDOACが使用可能になった現在における抗凝固療法の適応を判断することにあると考えられます．欧州のガイドラインでは，CHA$_2$DS$_2$-VAScの1点以上の症例はDOACで抗凝固療法を行うべきであるとされています[9]．評価のもととなった報告ではCHA$_2$DS$_2$-VAScの1点の症例は1例のみで，この症例に脳梗塞が起こらなかったことを根拠に0点には抗凝固療法は不要としています．これでは十分な根拠といえず，さらに検討が必要です．もし0点でも抗凝固療法が必要であるとなると，全心房細動例に抗凝固療法が必要ということになります．現状ではそこまでの根拠がないということで，0点には不要としたものと思われますが，不要とする根拠もありません．

CHADS$_2$スコア1点以上にこだわっていると，多くの心房細動患者を脳梗塞から救えません．そこで，CHA$_2$DS$_2$-VAScを考えるなら，CHADS$_2$スコアに65歳以上で1点を与えればよいのです．カナダのガイドラインではCHADS$_2$スコア1点以上もしくは65歳以上で抗凝固療法の適応とされています[10]．女性というだけの場合，欧州心臓病学会(ESC)のガイドラインでも抗凝固療法は不要としています．vascular diseaseのみの場合(たいてい他のリスク因子を持っているので，そのような症例はまれであると思われます)，抗血小板薬の投与を受けている可能性が高いと思われます．そのような場合も抗凝固療法はお勧めできません．

POINT
- ワルファリンはリスク・ベネフィットの観点からCHADS$_2$スコア0〜1点には積極的適応とならない．
- DOACは頭蓋内出血の頻度が少ないので，CHADS$_2$スコア1点にも適応となる．さらに，CHADS$_2$スコア0点でも65歳以上には適応となる．
- ワルファリンの適応となるCHADS$_2$スコア2点以上の患者は全心房細動患者の半分に過ぎない．
- CHADS$_2$スコア0〜1点の症例が心原性脳梗塞を起こすリスクは低いとはいえ，非心房細動患者と比べると高く，1点の場合2.8倍，0点でも1.9倍になる．分母(心房細動患者)の人口が多いので大量の脳梗塞が発生することになるにもかかわらず，ワルファリンでは対応できなかった．**ワルファリンでは，心原性脳梗塞の十分な予防は不可能であった．**
- DOACはCHADS$_2$スコアの1点以上，および0点でも65歳以上なら適応となるため，心原性脳梗塞の発生数を大幅に減らすことが可能となった．

文献

1) Zimetbaum PJ et al : Are atrial fibrillation patients receiving warfarine in accordance with stroke risk? Am J Med **123** : 446-453, 2010
2) Atarashi H et al : Present status of anticoagulation treatment in Japanese patients with atrial fibrillation : a report from the J-RHYTHM Registry. Circ J **75** : 1328-1333, 2011
3) Akao M et al : Current status of clinical background of patients with atrial fibrillation in a community-based survey : the Fushimi AF Registry. J Cardiol **61** : 260-266,

2013
4) Gage BF et al : Validation of clinical classification schemes for predicting stroke : results from the national registry of atrial fibrillation. JAMA **285** : 2864-2870, 2001
5) Connolly SJ et al : Dabigatran versus warfarin in patients with atrial fibrillation. N Engl J Med **361** : 1139-1151, 2009
6) Oldgren J et al : Risk for stroke, bleeding, and death in patients with atrial fibrillation receiving dabigatran or warfarin in relation to the $CHADS_2$ score : a subgroup analysis of the RE-LY trial. Ann Intern Med **155** : 660-667, 2011
7) Lip GY et al : Improving stroke risk stratification in atrial fibrillation. Am J Med **123** : 484-488, 2010
8) Tomita H et al : Validation of risk scoring system excluding female sex from CHA_2DS_2-VASc in Japanese patients with nonvalvular atrial fibrillation. Circ J **79** : 1719-1726, 2015
9) Camm AJ et al : Guideline for the management of atrial fibrillation : the task force for the management of atrial fibrillation of the European Society of Cardiology (ESC). Europace **12** : 1360-1420, 2010
10) Verma A et al : 2014 focused update of the Canadian Cardiovascular Society Guidlines for the management of atrial fibrillation. Can J Cardiol **30** : 1114-1130, 2014

4 抗凝固療法と抗血小板療法の併用
——併用がいかに危険か

　BAT研究では，抗血小板薬単独でも頭蓋内出血は0.34％，重篤な出血は1.21％に起こっています．作用機序の異なる抗血小板薬の2剤併用（dual antiplatelet therapy：DAPT）により，出血の頻度は大きく増大し，頭蓋内出血は0.60％，重篤な出血は2.00％になります．これは，ワルファリン単独の頭蓋内出血0.62％，重篤な出血2.06％にほぼ匹敵します．ワルファリンに抗血小板薬の併用をすることにより，頭蓋内出血は0.96％，重篤な出血は3.56％と著しく増大しています（図1）[1]．抗凝固療法の効果はある程度，抗血小板療法の効果を兼ねられますが，抗血小板療法の効果は，抗凝固療法の効果を兼ねることはできません．心原性脳梗塞ばかりではなく，ラクナ梗塞，アテローム血栓性脳梗塞に対する治療も必要な場合は，抗凝固療法を行い抗血小板療法の併用は避けるべきです．

 DAPT

　問題は虚血性心疾患合併例です．虚血性心疾患に対する抗血小板療法も有効性は確立しています．ステント留置後，特に薬剤溶出性ステント（DES）留置後のステント内血栓予防には必須です．また，DAPTが行われます．抗凝固療法にDAPTを併用すると，出血のリスクはさらに増大します．抗凝固療法にDAPTの併用は禁忌です．

　心房細動があり抗凝固療法が必要な患者には極力DESを用いず，やむをえずステントを用いる場合，ベアメタルステント（BMS）を用いるという対応が求められます．しかし，虚血性心疾患は即生命に関わる疾患です．一方，心房細動による心原性脳梗塞の発生頻度は，$CHADS_2$スコアの低〜中リスク群においては，相対的にはそれほど高いものではありません．

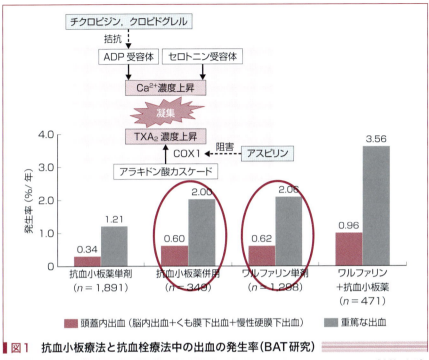

図1 抗血小板療法と抗血栓療法中の出血の発生率（BAT研究）

[文献1より]

　最近のDESの性能は向上してきており，DAPTの期間も短くすることが可能になってきているようです．ガイドラインがあるものの複雑で，主治医の判断（好み）に任されているのが実情です．

　抗凝固療法の効果はある程度，抗血小板療法の効果を兼ねられるとはいっても，かつてのステントに対するワルファリン治療の成績が不良であった歴史により，なかなか受け入れられないのが現実です．

B ステントにワルファリンは無効，DAPTが必要

　イベントより12ヵ月以上経過したstable coronary artery diseases（stable

CAD)ではワルファリンに抗血小板薬を足しても出血を増やすだけで，recurrent coronary eventは減らせられないことが示されています[2]．一方，急性冠症候群（ACS）に対するリバーロキサバンの有効性が示されています[3]．日本で行われたCREDO-Kyoto registryにおいて，time in therapeutic range（TTR）＜65％では脳梗塞を減らしていません[4]．弱めのワルファリンコントロールはむしろ凝固能を上げて，脳梗塞の発症率を増加させるため，効果を相殺してしまったためと思われます．抗血小板薬を併用する場合，ワルファリンを弱めにコントロールしがちですが，出血性合併症が起こっても脳梗塞の抑制はされません．ワルファリンを使うと決めたら，きっちり効かせる必要があるのです．もし，それができないならワルファリンを投与すべきではないのです．

C　PCI後の抗血栓療法

　虚血性心疾患における経皮的冠動脈形成術（PCI）後の抗血栓療法については，まだ混沌とした状況で，多くのガイドラインは沈黙のままです．唯一，欧州を中心としたガイドラインが公表されています（図2）[5]．その内容は概ね次のようにまとめられます．

❶　3ヵ月間は原則，抗凝固療法＋DAPT（triple therapy）．
❷　心原性脳梗塞のリスクの高い場合とACSは，6ヵ月間は抗凝固療法＋DAPT（triple therapy）．
❸　心原性脳梗塞のリスクが低くstable CADの場合は，はじめから抗凝固療法＋DAPTでも抗凝固療法＋クロピドグレルでもDAPTのみでも構わない（出血高リスクの場合，アスピリンを抜いてよい）．
❹　6ヵ月以降の抗血小板薬はクロピドグレルでもアスピリンでも構わない（基本的にはクロピドグレル優先）．
❺　1年以降は抗凝固療法単独にする．
BMSとDESを区別していません．
　HAS-BLEDは高リスク時にアスピリンを抜いてもよいことと，HAS-BLED高値でCAH$_2$DS$_2$-VAScが低値の場合，抗凝固療法を一時的に抜くことも許される以外は意味がありません．

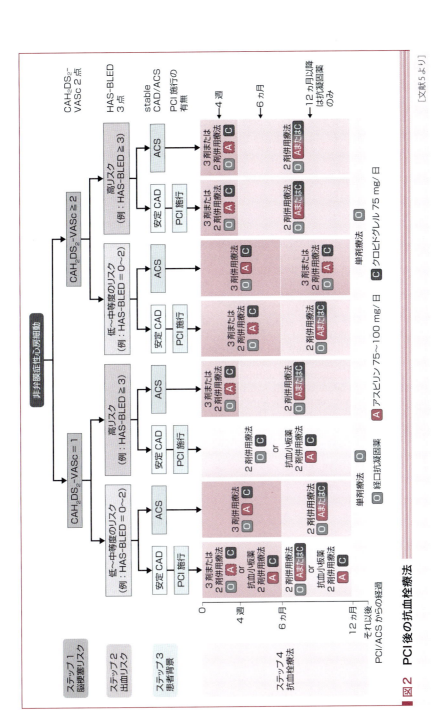

図2 PCI後の抗血栓療法

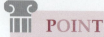

POINT
- 抗凝固療法と抗血小板療法との併用における出血のリスクは非常に高く危険であるが，一定の見解はない．
- 抗血小板薬とワルファリンを併用する場合，ワルファリンコントロールを弱めに維持するのは危険なだけで意味がない．

文 献

1) Toyoda K et al : Dual antithrombotic therapy increases severe bleeding events in patients with stroke and cardiovascular disease : a prospective, multicenter, observational study. Stroke **39** : 1740-1745, 2008
2) Lamberts M et al : Antiplatelet therapy for stable coronary artery diseases in atrial fibrillation patients taking an oral anticoagulant : a nationwide cohort study. Circulation **129** : 1577-1585, 2014
3) Cavender MA et al : The effect of rivaroxaban on myocardial infarction in the ATLAS ACS 2-TIMI 51 trial. Eur Heart J Acute Cardiovasc Care **4** : 468-474, 2015
4) Goto K et al : Anticoagulant and antiplatelet therapy in patients with atrial fibrillation undergoing percutaneous coronary intervention. Am J Cardiol **114** : 70-78, 2014
5) Lip GY et al : Management of antithrombotic therapy in atrial fibrillation patients presenting with acute coronary syndrome and/or undergoing percutaneous coronary or valve interventions : a joint consensus document of European Society of Cardiology Working Group on Thrombosis, European Heart Rhythm Association (EHRA), European Association of Percutaneous Cardiovascular Interventions (EAPCI) and European Association of Acute Cardiac Care (ACCA) endorsed by the Heart Rhythm Society (HRS) and Asia-Pacific Heart Rhythm Society (APHRS). Eur Heart J **35** : 3155-3179, 2014

第Ⅱ章

ワルファリン神話の時代

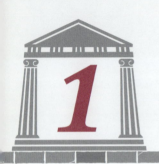

凝固系とワルファリン治療
──ワルファリンについて知っておくべきこと

　ワルファリンが抗凝固療法において使用できる唯一の薬剤であった時代に，現在でも医師が盲信している「神話」が数多く誕生してきました．それらの「神話」を解き明かしていくにあたって，まずはワルファリンについて知っておかなければならないことをまとめてみましょう．

A　凝固系

　凝固系は1つの凝固系因子が次の凝固系因子を活性化し，それがまた次の凝固系因子を活性化するという拡大増幅のカスケードです（図1）．そのスタートの違いにより，外因系と内因系の2つの経路があり，両者は第X因子で合流します．

　外因系のスタートは組織損傷（cellular injury）であり，組織因子（tissue factor：TF）を開始点とします．10〜13秒という非常に短い時間で活性化が起こり，TFと第X因子の間に介するのは第Ⅶ因子のみです．一方，内因系のスタートは陰性荷電した異物との接触であり，第Ⅻ因子を開始点とし，第X因子の間に第Ⅺ，第Ⅸ因子を介し，活性化には15〜20分を要します．ヒトの体に組織損傷が起こった時には悠長なことはいっていられず，ただちに止血する必要があるので，理に適っているといえます．凝固系のメインストリームは外因系であり，そのキーとなるのが第Ⅶ因子ですが，第Ⅶ因子はビタミンK依存性蛋白で，ワルファリンは第Ⅶ因子の産生を強力に阻害します．

　第X因子が第Xa因子に活性化された後は共通路で，プロトロンビン（第Ⅱ因子）が活性化されトロンビン（第Ⅱa因子）となり，トロンビンがフィブリノゲンをフィブリンモノマーにすることで血栓形成がスタートします．

　実際には生体の中ではこれほど単純なものではないようですが，日常診療を行

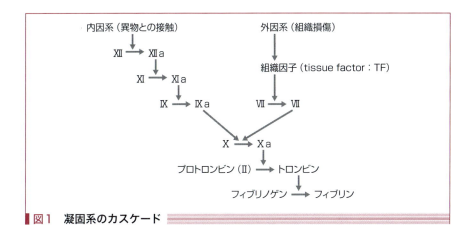

図1 凝固系のカスケード

ううえで，これ以上凝固系に深入りする必要はありません．

B ワルファリンの作用

　ビタミンKは肝臓におけるプロトロンビン（第Ⅱ因子），第Ⅶ因子，第Ⅸ因子，第Ⅹ因子の産生の際にカルボキシル化酵素の補助酵素（ビタミン）として働きます．ワルファリンは，このビタミンKの働きを阻害することで，プロトロンビン（第Ⅱ因子），第Ⅶ因子，第Ⅸ因子，第Ⅹ因子の体内での産生を抑制します．

　したがって，ワルファリンを試験管の中で血液と混ぜても，抗凝固作用は示しません．ワルファリンを服薬開始した時点においては，これらの凝固因子は十分に存在しています．ワルファリンの服薬開始に伴い，これらの凝固因子の製造が抑制されます．凝固因子の量はそれぞれの半減期に応じて減少していき，抗凝固作用が発現します．また中止しても，それから凝固因子の産生が始まるので，すぐには凝固能が回復しません．服薬を開始してもワルファリンの効果がすぐには発現せず，中止してもすぐには消失しないのは，ワルファリンの半減期が長い（血中半減期約40時間）ことばかりではなく，このような作用機序に原因があります．これらの凝固因子の半減期は大きく異なりますが，半減期が短いほど，早く減少するので影響が大きくなります．ビタミンK依存性の凝固因子の中で第

Ⅶ因子の半減期は1.5〜5時間と，第Ⅱ因子（67〜106時間），第Ⅸ因子（20〜24時間），第Ⅹ因子（24〜48時間）と比べ最も短いです．第Ⅶ因子はTFと第Ⅹ因子の間に入る唯一の凝固因子であり，ワルファリンはこの第Ⅶ因子の産生を強力に抑制します[1]．

C ワルファリンの使い方

1 投与開始方法

　2011年にワルファリンの添付文書が改訂されました．「投与方法は，ワルファリンカリウムとして成人初回20〜40 mgを経口投与し，1両日休薬して凝固能が治療域に入ったのを確認して1〜5 mgの程度の維持量を毎日1回経口投与する方法と，はじめから5〜6 mgを毎日1回経口投与し，数日間をかけて治療域に入れ，以降維持量を経口投与する方法がある」という記載が，「成人における初期投与，ワルファリンカリウムとして通常1〜5 mg 1日1回である」と，改訂されました．以前のように初回に大量に投与する方法はリスクがあり，その後の経過をみなければ維持量はわかりません．日本人は比較的少量のワルファリンで効く人が多く，多くの場合，維持量は3〜4 mg前後ですが，まれに1 mg未満のことがあります．したがって，外来投与で5 mgから開始というのにはリスクがあります．しかし，1〜2 mgでは効かない場合が多く，1 mg，2 mgとステップアップしていくとかなりの時間がかかります．多くの場合，ある量からいきなり効果が表れてきます（プロトロンビン時間（prothrombin time：PT）が延長）．そのため，次回，来院可能な日程をみて決めるとよいと思います．ワルファリンの効果が安定するには5日前後はかかりますから，次回早めに来院できるならば2〜3 mgで開始しても問題ありませんが，しばらく来院できない時に3 mg以上で開始するのはリスクがあるということです．

2 用量調節

　PT-INTが3〜5程度の場合，ワルファリンを1〜2日間休薬し，再開後のワルファリン投与量の変更は原則0.5 mg単位で行い，PT-INT低値の場合のワルファリン増量も0.5 mg単位で行ったほうが安全です．この時，服薬状況，他科

薬処方，食事，健康食品のチェックと認知症がないかのチェックをします．高齢者には腰痛，関節痛が多く，他科から非ステロイド抗炎症薬（NSAIDs）が処方されていないか注意を要します．ジギタリスを処方されている場合は，ジギタリスの血中濃度の推移も参考になります．

D ワルファリンと食品との相互作用

　ビタミンKを大量に摂取すると，ワルファリンの効果が減弱します．納豆，クロレラが有名ですが，青菜，ブロッコリーにも多く含まれます．もし，摂取されるビタミンKが一定量なら，それに合わせてワルファリンの量を調整すればよいので，問題となりません．しかし，ある日はビタミンKを大量に摂取し，また別の日はビタミンKの摂取が少ないと，ワルファリンの効果が不安定となり，血栓・塞栓および出血の事故の原因となります．ビタミンKは必要不可欠なビタミンです．ビタミンKを含む食品は納豆だけではありません（**表1**）．そのため，ビタミンKの摂取量を一定にすることは，現実には不可能です．

E ワルファリンの代謝

　ワルファリンの消化管吸収はよく，生体利用率（bioavailability）はほぼ100％で，ほとんどが肝臓のチトクロームP450で代謝を受けます．ワルファリンはS体とR体という光学異性体を有し，S-ワルファリンはR-ワルファリンより3〜5倍の抗凝固活性を有しますが代謝が速く，R-ワルファリンは活性が低いのですが代謝が遅いので無視できません．両者の代謝経路は異なり，S-ワルファリンは主に肝臓でCYP2C9（NSAIDsに関係）により，R-ワルファリンはCYP1A2（喫煙に関係），CYP2C19・3A4（セント・ジョーンズ・ワート，グレープフルーツ，エリスロマイシンに関係）により代謝されます．それらすべてに遺伝子多型性があり，きわめて複雑です．その結果，薬剤との相互作用がきわめて多い薬です．さらに，相互作用を起こす薬剤には，作用を増強するものと減弱させるものがあります．時に，患者が薬として認識しないものとも相互作用があります．どうしても使用せざるをえない薬を使う時は，相互作用のできるだけ少ない物を使用すべきです

表1 食物中のビタミンK含有量

野菜	単位：V.K（μg/100 g）	インゲン	60
パセリ	730	キャベツ	80
ケール（チリメンキャベツ）	729	キュウリ	50
シソ（生）	650	グリーンアスパラ	40
アシタバ（生）	590	ムラサキキャベツ	30
クレソン	390	ワラビ	（生）100（ゆで）29
トウミャオ	320	肉，乳製品，穀類，納豆など 単位：V.K（μg/100 g）	
切りミツバ	130		
シュンギク	（生）250（ゆで）440	チーズ（プロセスチーズ）	2
カブ（葉）（生）	310	バター	17
メキャベツ（生）	300	牛乳	1
ホウレンソウ	（生）230（ゆで）300	鶏卵類（全卵）	12
コマツナ	（生）290（ゆで）450	米	未検出
ニラ（生）	250	ジャガイモ（生）	未検出
ブロッコリー	（生）230（ゆで）170	牛レバー	1
サニーレタス（チリメンチシャ赤）（生）	160	ベーコン	1
		豚レバー	未検出
アサツキ（生）	190	ハム（ロース）	3
ツルムラサキ	160	鶏レバー	14
黄ニラ	130	大豆（ゆで）	7
チンゲン菜（生）	120	糸引き納豆	870
サラダ菜	100	クロレラ含有食品	3,600
カイワレダイコン（芽ばえ）（生）	200	生ワカメ	140
		乾燥ワカメ	970
レタス（タマチシャ）	70		

［四訂日本食品標準成分表，五訂日本食品標準成分表（新規食品編）をもとに作成］

が（たとえば，プロトンポンプ阻害薬（PPI）ならラベプラゾール），すべてを把握することは不可能です[2]．NSAIDsは日常的に処方されていますが，ワルファリンの作用を増強し，出血性合併症のリスクを高めます[3]．たとえ自分が処方しなくても，他科から処方されます．

F ワルファリンの用量の個人差

　ワルファリンの至適投与量は患者ごとに大きく異なります．多くの患者は，ワルファリンの量が減るとよくなったと喜び，増えるとわるくなったとがっかりしますが，ワルファリンの投与量と病状とは関係ありません．適切な効果が得られるように，患者に合わせて投与量を調節しているに過ぎません．ワルファリンの至適投与量は体の大きさも関係しますが，ワルファリンの活性化と不活化が複雑に関与します．CYP2C9の遺伝子多型性，GGCX（γ-glutamyl carboxylase）の遺伝子多型性，VKORC1（vitamin K epoxide reductase complex 1）のSNPs（一塩基多型性）の影響を受けることが知られています．ビタミンKの活性化に関与するVKORC1には低用量ハプロタイプ（A）と高用量ハプロタイプ（B）があり，ワルファリンの平均使用量はAAであると2.7±0.2 mg/日，ABであると4.9±0.2 mg/日，BBであると6.2±0.3 mg/日であったという報告がありました[4]．これを調べればワルファリンの投与量がわかると期待されましたが，ワルファリンに影響を与える他の要因があまりに多く，いきなり予測量を投与することは危険です．結局，少量からステップアップしていく方法が安全です．いずれにしろ，複雑な遺伝子の多型性が背景にあり，ワルファリンの効果や薬剤相互作用が複雑であることが示されています．

G PTとINR

　PTは外因系の凝固因子（第Ⅰ（フィブリノゲン），第Ⅱ（プロトロンビン），第Ⅴ，第Ⅶ，第Ⅹ因子）の異常をみつけるために行われる検査です．ビタミンK欠乏状態に鋭敏な検査で，12種類ある血液凝固因子（第Ⅰ～第XIII因子：第Ⅵ因子は欠番）のうち，第Ⅶ因子の半減期が最も短いため，ビタミンK関連凝固因子の活性低下でPTは延長（international normalized ratio（INR）は上昇）します．測定方法は，採取した血液の血漿部分に組織トロンボプラスチン（第Ⅲ因子）とCa^{2+}を入れ，37℃の水槽中で凝固するまでの時間を計ります．秒単位のため測定値がばらつきやすく，通常は3～4回繰り返して検査します．PT基準値は10.5～13.5秒前後（SRL）です．

病気の診断のための検査と異なり，ワルファリン服用者は経過をみていく必要があるばかりか病院をまたいで治療されるので厳格な標準化が求められました．測定条件で影響されるので，検体のPTを正常者のPTで割って比をとり，試薬の差を補正し，世界保健機関（WHO）の供給している国際標準試薬に一致させるため試薬ごとに international sensitivity index（ISI）を求め，べき乗したのがPT-INRです．

PT-INR＝(PT検体/PT正常者)^{ISI}

ISIが1.2以下ならよいのですが，1.3以上の場合，local SIで補正する必要があります．ただしISIが高いと補正しきれず，場合によるとINRが0.7くらい高値に出ていた事例があり（PTが2.0と報告されても実際には1.3であったことになります），事故の原因となったことがありました．ヒト血清からつくった試薬と比べ，ウサギ血清からつくった血清試薬のほうが安価であることも影響しています．また，このような測定検査（基本が凝固時間）であるため，どうしても誤差が生じます．米国のClinical and Laboratory Standards Institute（CLSI）においても±15％の測定誤差許容範囲が認められています．ということは，PT-INRが2.0というのは1.7〜2.3ということなのです．

H　APTT

活性化部分トロンボプラスチン時間（activated partial thromboplastin time：APTT）は内因系凝固活性化機序を反映する検査です．凝固第Ⅰ（フィブリノゲン），第Ⅱ（プロトロンビン），第Ⅴ，第Ⅷ〜第Ⅻ因子の活性低下でAPTTは延長します．以前は部分トロンボプラスチン時間（PTT）が用いられていましたが，凝固までの時間がかかること，測定値のばらつきが大きいことから，現在では短時間で，測定値のばらつきの少ないAPTTが主流となっています．活性化物質（エラジン酸などの異物成分）を加えた部分トロンボプラスチン（血小板第Ⅲ因子）とCa^{2+}を血漿に加えてからフィブリン塊を形成するまでの時間を測定します．APTT基準値は30〜40秒（試薬によって異なる），活性基準値は80〜130％（正常を100％とした場合）です．ヘパリンのモニタリングにAPTTが用いられますが，経口薬のないヘパリンでは，病院をまたいでの評価の必要がないため，ワルファリンのモニタリングに利用されたPTと異なりAPTTの標準化はされてい

ません．このことが，薬のモニタリングに利用する際に大きな問題となります．

I ワルファリンのモニタリング ——なぜPT-INRを用いるのか

　ワルファリンのモニタリングはPTで行います．PTはINRで表示されます．ビタミンK関連凝固因子の活性低下でPTは延長（INRは上昇）しますが，12種類ある血液凝固因子のうち第VII因子の半減期が最も短いためビタミンK欠乏状態に鋭敏な検査です．ワルファリンは第VII因子の産生を強力に抑制するため，PT-INRがワルファリンの効果を強く反映します．ただし，ワルファリンは他の第II，第IX，第X因子の産生も阻害しますが，PT-INRには必ずしも反映されません．たとえば，ワルファリン投与開始後PT-INRはすみやかに上昇しますが，その時点ではまだ第II，第IX，第X因子は減っていないので，効果は不十分です．特に，内因系は抑制されていません．ワルファリンの効果が安定した状態では，各凝固蛋白量が定常状態に達します．PT-INRというのは，定常状態においてはワルファリンの効果を鋭敏に反映するのですが，変動状態では必ずしもワルファリンの効果を反映していないのです．このことは，ワルファリン中止時やワルファリンの効果不安定時，ビタミンK投与時にも当てはまります．PT-INRの値を過信してはいけません．

　ワルファリンの作用が増強していくとINRの数値が大きくなっていきます．それとともに脳塞栓予防効果が増強していきますが，INRが2.0を超えたあたりからプラトーになり，それ以上の効果増強は認められなくなります．一方，3.0を超えたあたりから頭蓋内出血の発生率が上昇します．そこで，INRが2.0～3.0になるようにワルファリンの投与量を調節します（図2）[5]．注意しなければならないことは，この図のスケールは実数ではなく，リスク比であるということです．虚血性脳梗塞の実数は頭蓋内出血の実数の遥か上にあります．また，3.0を超えたらすぐに脳出血の発生頻度が著しく高まる訳でもなく，2.0を切ったらすぐに脳梗塞の発生頻度が著しく高まる訳でもありません．出血性合併症の予測という観点からすると，感度・特異度はきわめて低いのです．ただし，1.6未満では効果が期待できないことが知られています．この状態では凝固因子の抑制は十分ではないにもかかわらず，凝固能にブレーキをかける凝固抑制系のプロテインC，Sが同じくビタミンK依存性で半減期が第VII因子と同等以上に短いため，プロテ

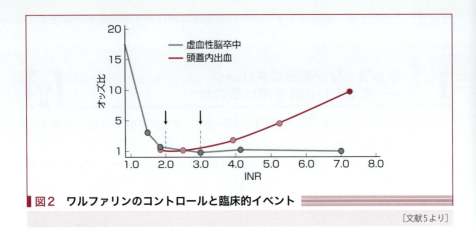

図2 ワルファリンのコントロールと臨床的イベント

[文献5より]

インC, Sが抑制されブレーキが効かない状態となり，むしろ凝固能が亢進してしまいます[6]．

日本では，高齢者では2.6を超えると出血性合併症が増えるので，70歳未満ではINR 2.0〜3.0で，70歳以上の高齢者では1.6〜2.5と，少し弱めにコントロールすることがガイドラインで勧められています[7〜9]．ただし，この基準は世界で日本だけのものです．この影響で70歳未満の患者のワルファリン治療が十分的確に行われていないという現状があります．

J ワルファリン治療のTTR

ワルファリンのコントロールは現実には困難です．うまくいっていると思っても，現実には治療域になかなか収まっていません．ワルファリンコントロールの良否の客観的指標としてtime in therapeutic range（TTR）が利用されています．複数回のPTの測定値から，治療域内に収まっていた時間の総時間に対する割合を計算します（図3）[10]．当然TTRがわるいと治療成績は悪化し，梗塞も出血も増加します．TTRが40〜50％ではワルファリン非投与とほとんど変わらず，40％以下になると，むしろ非投与例よりわるくなります．少なくとも60％以上を保つ必要があります（図4）[11]．ただし，TTRをそれ以上改善させても思ったほど治療成績は改善しません（図5）[12]．ワルファリン治療の限界を示しています．

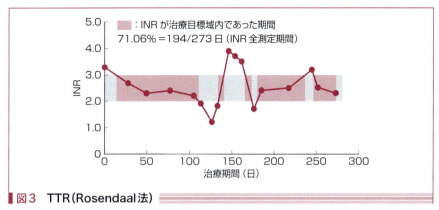

図3 TTR（Rosendaal法）

PT-INRが治療域内に収まっていた時間の総時間に対する割合を計算して，ワルファリンコントロールの良否の指標とします．

［文献10より］

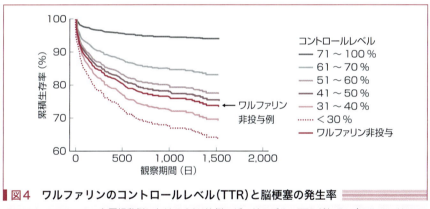

図4 ワルファリンのコントロールレベル（TTR）と脳梗塞の発生率

CHADS$_2$スコア≧2の心房細動例におけるCOX比例ハザードモデル．TTRがわるい（ワルファリンの管理が不良）ほど脳梗塞が増加していることが示されています．TTRが40〜50％ではワルファリン非投与とほとんど変わらず，40％以下になると，むしろ非投与例よりわるくなります．少なくとも60％以上を保つ必要があります．

［文献11より］

K PT-INRによるモニタリングの限界

　PT-INRは直近の1〜2日の状態を示しているに過ぎません．常に過去をみているだけで将来を予見することはできません（図6）．また，第Ⅶ因子欠乏状態を

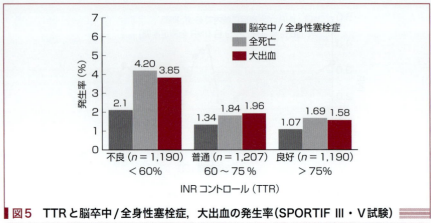

■ 図5　TTRと脳卒中／全身性塞栓症，大出血の発生率（SPORTIF Ⅲ・Ⅴ試験）

TTRがわるいと治療成績は悪化し，梗塞も出血も増加します．ただし，TTRが60％以上は「普通」で，それ以上改善させても，思ったほど治療成績は改善しません．

［文献12より］

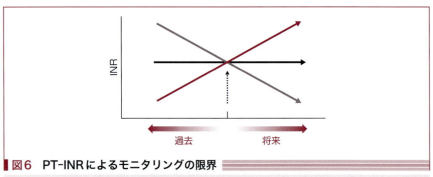

■ 図6　PT-INRによるモニタリングの限界

PT-INRはビタミンKおよび他の薬の摂取状況により変動し，一定ではありません．ワルファリンのモニターは，常に直近の過去をみているのであって，将来を保証するものではありません．また，もし一定であるなら，1回測定するだけで十分でモニタリングは不要ということになってしまいます．実際にはINRが同じ数値でも，プラトーなのか（➡），INRが上昇しているのか（➡），減少しているのか（➡）はわからず，将来のことは予見できません．

表しているに過ぎないので，他の凝固因子の状態はわかりませんし，第Ⅶ因子欠乏状態が定常状態にあることが前提になるので，変動していく状態では正しく反映されません．たとえ，それまでのTTRが100％であったとしても，明日どうなるのかはわかりません．納豆を食べてしまうかもしれませんし，NSAIDsを

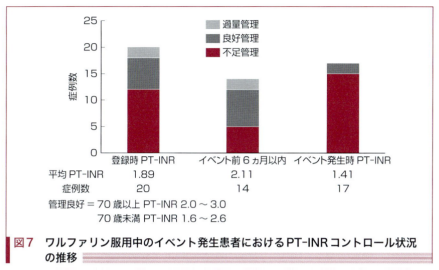

図7 ワルファリン服用中のイベント発生患者におけるPT-INRコントロール状況の推移

イベント発生時のPT-INRは平均1.41と低値でしたが，登録時のPT-INRは1.89，イベント発生前6ヵ月以内のPT-INRは2.11でした．ワルファリンのコントロールが良好であっても，将来まで保証するものではないことが示されています．

［文献13より］

服用してしまうかもしれませんし，下痢をして食事をとれなくなってしまうかもしれないのです．だから，TTRをある程度以上改善しても，その効果は頭打ちになってしまうのです．逆にPT-INRが多少治療域からはずれても，その時にイベントが起こる率はそれほど高くはありません．ですから，TTRはそこそこを保てさえすれば，なんとかなるのです．

ワルファリンのモニタリングを過信してはいけません．ワルファリン治療中に不幸に脳卒中を起こした例をまとめた日本からの報告では，脳梗塞発症時のPT-INRはたしかに低値であることが多いのですが，登録時およびイベント半年前のPT-INRは良好にコントロールされていた症例が大多数であることが示されています(図7)[13]．J-RHYTHM registryではPT-INRが2.6以上では出血イベント率が高いですが，2.6未満では1.6未満を含めてみてもPT-INRによる差がほとんどありません[8]．ダビガトランのRE-LY研究では，頭蓋内出血の発生はTTRの値とはほとんど無関係に発生しており，TTRでは頭蓋内出血の発生は予測できていません(図8)[14]．ワルファリンのコントロールが良好であっても，頭蓋内出血の発生は防げないことになります．

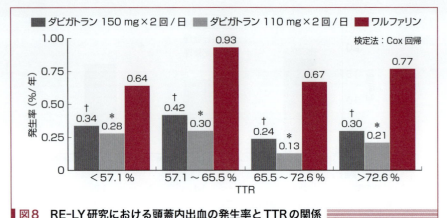

図8 RE-LY研究における頭蓋内出血の発生率とTTRの関係

ダビガトランの開発治験であるRE-LY研究では、頭蓋内出血の発生はTTRの値とはほとんど無関係に発生しており、TTRでは頭蓋内出血の発生は予測できていません。各群間でワルファリンに対するダビガトランの頭蓋内出血の発生率には一貫性が認められました（Cox回帰分析、†：相互作用（p値＝0.89）、＊：相互作用（p値＝0.71））。ワルファリンのコントロールが良好であっても、頭蓋内出血の発生は防げないことになります。ワルファリンを処方した場合、ワルファリンのコントロールの良否にかかわらず、頭蓋内出血を覚悟する必要があります。

［文献14より］

POINT

- ワルファリンの効果は遺伝的要因による個人差が大きく、食事や他の薬の影響を強く受け、安定して使用することは不可能である．
- ワルファリンのモニタリングにPT-INRを用いるのはPT-INRがワルファリンによる第VII因子の欠乏状態を反映しているからである．
- PT-INRには試薬による誤差と測定誤差が大きいので、信頼性は低い．
- ワルファリンのコントロールがわるいと（TTRが60％未満）、脳梗塞の発生率がワルファリンを処方しないより多くなる．しかし、コントロールをよくしても、予防効果は期待するほどは改善しない．
- PT-INRは直近のコントロール状態をみているだけで、将来を保証するものではないので、たとえTTRが100％であっても、将来はわからない．
- ワルファリン処方中の頭蓋内出血はワルファリンのコントロールの良否とは無関係に起こる．

文 献

1) 越前宏俊：ビタミンK依存性の凝固因子．日血栓止血会誌 **126**：111，2001
2) Warfarin適正使用情報 第3版．青崎正彦ほか（監），エーザイ株式会社．〈www.eisai.jp/medical/products/warfarin/proper-use/〉
3) Lamberts M et al : Relationship of nonsteroidal anti-inflamatory drugs to serious bleeding and thromboembolism risk in patients with atrial fibrillation receiving antithrombotic therapy : a nationalwide cohort study. Ann Intern Med **161** : 690-698, 2014
4) Rieder MJ et al : Effect of VKORC1 haplotypes on transcriptional and warfarin dose. N Engl J Med **352** : 2285-2293, 2005
5) Fustar V et al : ACC/AHA/ESC 2006 guidelines for the management of patients with atrial fibrillation-executive summary : a report of the American College of Cardiology/American Heart Association task force on practice guidelines and the European Society of Cardiology Committee for practice guidelins（writing committee to revise the 2001 guidelines for the management of patients with atrial fibrillation）. Eur Heart J **27** : 1979-2030, 2006
6) Azoulay L et al : Lnitiation of warfarin in patients with atrial fibrillation : ealy effects on ischaemic strokes. Eur Heart J **35** : 1881-1887, 2014
7) Yasaka M et al : Optimal intensity of international normalized ratio in warfarin therapy for secondary prevention of stroke in patients with non-valvular atrial fibrillation. Intern Med **40** : 1183-1188, 2001
8) Yamashita T et al : Warfarin anticoagulation intensity in Japanese nonvalvular atrial fibrillation patients : a J-RHYTHM Registry analysis. J Cardiol **65** : 175-177, 2015
9) 井上　博ほか：心房細動治療（薬物）ガイドライン（2013年改訂版）．〈http://www.j-circ.or.jp/guideline/pdf/JCS2013_inoue_h.pdf〉
10) 是恒之宏：ワルファリン療法におけるINRコントロールの重要性：TTRからみた大規模臨床研究の意義．Pharm Med **28**：159-163．2010
11) Morgan CL et al : Warfarin treatment in patients with atrial fibrillation : observing outcomes associated with varying levels of INR control. Thromb Res **124** : 37-41, 2009
12) White HD et al : Comparison of outcomes among patients randomized to warfarin therapy according to anticoagulant control : results from SPORTIF III AND V. Arch Intern Med **167** : 239-245, 2007
13) Inoue H et al : Accumulation of risk factors increases risk of thromboembolic events in patients with nonvaluvular atrial fibrillation. Circ J **70** : 651-656, 2006
14) Wallentin L et al : Efficacy and safety of dabigatran compared with warfarin at different levels of international normalized ratio control for stroke prevention in atrial fibrillation : an analysis of the RE-LY trial. Lancet **376** : 975-983, 2010

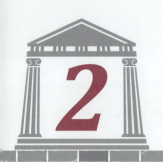

DOAC 出現前
──ワルファリンしかないとどうなるか

　日本における脳卒中の実態が「脳卒中データバンク」として発表されています．また，日本で行われた心房細動の登録研究にJ-RHYTHM registryとFushimi AF registryがあります．J-RHYTHM registryは日本心電学会が行った登録研究なので専門医と専門病院が主な対象であるのに対し，Fushimi AF registryは一般医家が主な対象です．

　『脳卒中データバンク2009』はDOAC発売前の日本の状況を知ることができる貴重なデータです．脳梗塞を起こした心房細動合併者のうち，それまでに脳梗塞の既往がなかった3,692例が梗塞発症前に服薬していた抗血栓薬の内訳は，抗血小板薬が16.2％，抗凝固薬が10.0％，抗血小板薬＋抗凝固薬が2.5％で15.1％は不明で56.2％は抗血栓薬を処方されていませんでした(**図1**)[1]．本来，必要である抗凝固薬は10.0＋2.5＝12.5％しか投与されていなかったのです．**だから脳梗塞を起こしたともいえる結果でした．**実際には有効ではない抗血小板薬のほうが処方されていることは，ガイドラインの内容が行き渡っていないことを示しています．一方で，ワルファリンは有効な薬ですが，出血性副作用に対する危惧やコントロールの難しさなど，さまざまな制約があります．現実には，ワルファリンしかなかった時代には心房細動患者には十分な抗凝固療法は行われていなかったのです．

　J-RHYTHM registryにおける心房細動患者のPT-INRの内訳をみると，PT-INRが1.6〜2.59の患者が全体の66.0％でした(**図2**)．しかし，70歳未満の至適PT-INRは1.6〜2.6ではなく，2.0〜3.0です．70歳未満では，至適PT-INRである2.0〜3.0に入っているのは37.0％に過ぎませんでした[2]．ワルファリンは弱めにコントロールされていることがわかります．J-RHYTHM registryが行われた2009年の時点では，たとえ専門家であっても，十分なワルファリン治療は行われていなかったことが示されています．

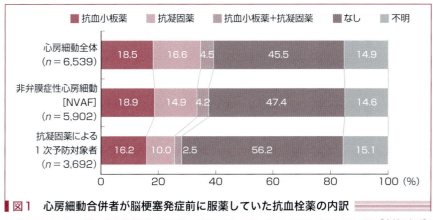

図1 心房細動合併者が脳梗塞発症前に服薬していた抗血栓薬の内訳

[文献1より]

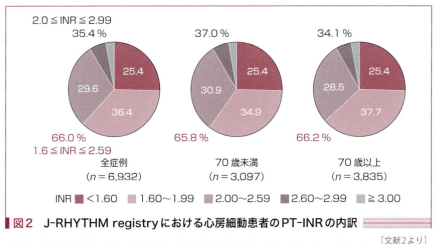

図2 J-RHYTHM registry における心房細動患者の PT-INR の内訳

[文献2より]

　2012年，日本の平均的人口構成に近いと考えられる京都市伏見区の一般医家を対象とし，3,183例の心房細動患者を登録したFushimi AF registryの結果，全体ではワルファリンの処方率は48.5％で抗血小板薬の処方率は30％でした．$CHADS_2$スコア0～3点までは，スコアが高くなるにつれワルファリンの処方率が上昇していますが，3点以上ではプラトーに達して，ワルファリンの処方率は上昇していません（**図3**）[3]．本来，抗凝固療法の必要性が高い高リスク患者に

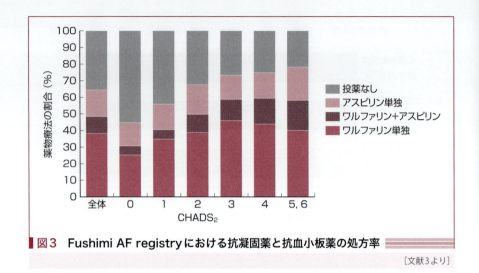

図3 Fushimi AF registryにおける抗凝固薬と抗血小板薬の処方率

[文献3より]

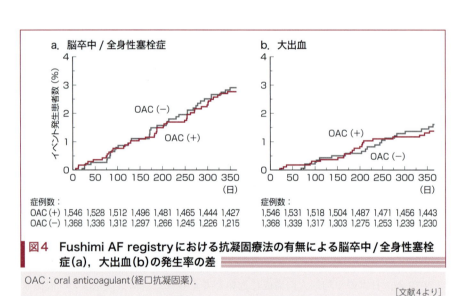

図4 Fushimi AF registryにおける抗凝固療法の有無による脳卒中/全身性塞栓症(a), 大出血(b)の発生率の差

OAC:oral anticoagulant(経口抗凝固薬).

[文献4より]

対する抗凝固療法が十分には行われていないのです. このregistryが行われたのはDOAC発売の直後で, 抗凝固薬のほとんどすべてがワルファリンでした. つまり, ワルファリンのみでは, 十分な抗凝固療法は行われていなかったことがわ

かります.さらに,フォローアップの結果,ワルファリン処方をしてもしなくても,脳卒中/全身性塞栓症の発生のみならず,大出血の発生にも差が認められませんでした(図4)[4]. しっかりワルファリン治療が行われていれば,脳卒中/全身性塞栓症の発生は減少して,大出血の発生は増えるはずです.このような結果となったのは,ワルファリン治療のPT-INR値のコントロールが適切に行われていなかったからです.

　心房細動に伴う心原性脳梗塞の予防にワルファリンは有効ですが,ワルファリンでは,抗凝固療法の普及は無理であることが示されています.その原因は,ワルファリンによる頭蓋内出血,大出血の増加に対する不安と,食事制限,併用薬による影響,頻回の採血など大きな生活制限です.社会全体における脳梗塞の予防には抗凝固療法の普及が欠かせませんが,ワルファリンのみに頼っていたのでは,普及の条件を満たすことができませんでした.

POINT

心房細動に伴う心原性脳梗塞の予防にワルファリンは有効であるが,必要な患者に投与されていなかった.
ワルファリンが投与されていても,適切にコントロールされていなかった.
ワルファリンによる頭蓋内出血,大出血の増加に対する不安と,食事制限,併用薬による影響,頻回の採血などの生活制限がネックになっていた.
心原性脳梗塞の予防には抗凝固療法の普及が欠かせないが,ワルファリンでは抗凝固療法の普及は困難であった.

文献

1) 脳卒中データバンク2009,小林祥泰(編),中山書店,東京,2009
2) Atarashi H et al : Present status of anticoagulation treatment in Japanese patients with atrial fibrillation : a report from the J-RHYTHM Registry. Circ J **75** : 1328-1333, 2011
3) Akao M et al : Current status of clinical background of patients with atrial fibrillation in a community-based survey : the Fushimi AF Registry. J Cardiol **61** : 260-266, 2013
4) Akao M et al : Inappropriate use of oral anticoagulants for patients with atrial fibrillation. Circ J **78** : 2166-2172, 2014

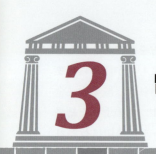

3 腎機能低下例における抗凝固療法
——ワルファリン療法の危険性

　DOACには程度の差こそあれ腎代謝がありますが，ワルファリンはほぼ100％肝代謝で，腎機能低下例，人工透析例にも安全に使用できると考えられてきました．しかし，腎機能低下の程度が同程度でも腎機能低下例におけるワルファリンの出血リスクはDOAC以上に高まることが，多くのDOACの開発治験の中でわかってきました（図1）[1〜3]．ワルファリンはPT-INRでモニタリングされているのに，モニタリングされていないDOACよりも，出血リスクが高いのです．さらに，人工透析例においてワルファリン使用は原則禁忌となっています[4,5]．出血の副作用が多いばかりではなく，異所性の石灰化が問題となり，心臓の弁の障害を起こすからです．しかし，人工弁置換後の症例に抗凝固療法は不可欠です．したがって，あくまで原則禁忌ということになります．

　現在，いかなるDOACも，クレアチニン・クリアランス15 mL/分以下では禁忌になります．ただ，おそらく用量調節により使用可能なはずです．たとえば，腎機能障害例では肝代謝のジギトキシン，肝機能障害例では腎代謝のジゴキシンという使い分けが教科書には記載されていましたが，半減期の非常に長いジギトキシンはジギタリス中毒を起こした時の対応が困難なため現在ではほとんど使用されず，腎機能低下例にもジゴキシンの少量を用いることが多くなっています．しかし，DOACを腎機能低下例に使用すれば当然出血のリスクが高まるので，臨床治験は組みづらい状況です．DOACには適切なモニタリング方法がないことも問題です．ワルファリンも腎不全例は禁忌になっているのですが（図2），どうしても抗凝固療法が必要な症例が存在するため，踏み込めないのです．これは，開発時期の違いによるものといえます．腎機能低下例にワルファリンが安全に使える訳ではなく，抗凝固療法がどうしても必要なのでリスク覚悟で（仕方がないから）ワルファリンを使うのです．ということは，高度腎機能低下例に対する抗凝固療法は必ずしもベネフィットがリスクを上回っている訳ではなく，原則は

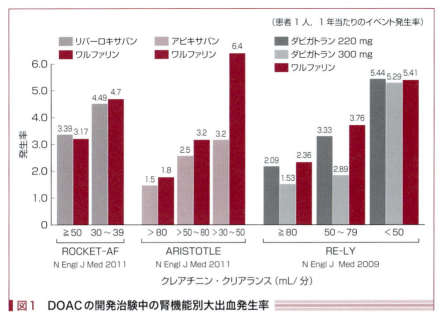

図1 DOACの開発治験中の腎機能別大出血発生率

リバーロキサバン（ROCKET AF），アピキサバン（ARISTOTLE），ダビガトラン（RE-LY）の開発治験時の腎機能別大出血発生率を示します．多かれ少なかれ腎排泄のあるDOACは，いずれも腎機能が低下すると大出血発生率が上昇しています．ワルファリンは肝代謝で腎代謝はありませんが，腎機能が低下するとDOAC以上に大出血発生率が上昇することが示されています．

［文献1〜3より］

（特に1次予防の場合は）行わないほうがよい可能性が高いのです．

A クレアチニン・クリアランスの意味と問題点

1 クレアチニン濃度

　腎機能の指標としてクレアチニンが測定されます．クレアチニンは腎臓から排泄される老廃物の代表です．腎機能が低下すると腎臓から排泄されるクレアチニンが減少して，血中のクレアチニン濃度が増加します．そこで，血中のクレアチニン濃度は腎機能の指標となります．しかし，クレアチニンの大元は筋肉です．筋肉の量が少ない人ではクレアチニンの産生量が少ないので，腎機能が低下して

> 【禁忌(次の患者には投与しないこと)】
> (1) 出血している患者(血小板減少性紫斑病,血管障害による出血傾向,血友病その他の血液凝固障害,月経期間中,手術時,消化管潰瘍,尿路出血,喀血,流早産・分娩直後性器出血を伴う妊産褥婦,頭蓋内出血の疑いのある患者等)[本剤を投与するとその作用機序より出血を助長することがあり,ときには致命的になることもある]
> (2) 出血する可能性のある患者(内臓腫瘍,消化管の憩室炎,大腸炎,亜急性細菌性心内膜炎,重症高血圧症,重症糖尿病の患者等)[出血している患者同様に血管や内臓等の障害箇所に出血が起こることがある]
> (3) 重篤な肝障害・腎障害のある患者[ビタミンK依存性凝固因子は肝臓で産生されるので,これが抑制され出血することがある.また,本剤の代謝・排泄の遅延で出血することがある]
> (4) 中枢神経系の手術又は外傷後日の浅い患者[出血を助長することがあり,ときには致命的になることもある]
> (5) 本剤の成分に対し過敏症の既往歴のある患者
> (6) 妊婦又は妊娠している可能性のある婦人(「重要な基本的注意」及び「妊婦,産婦,授乳婦等への投与」の項参照)
> (7) 骨粗鬆症治療用ビタミンK₂(メナテトレノン)製剤を投与中の患者(「相互作用」の項参照)
> (8) イグラチモドを投与中の患者(「相互作用」の項参照)

ワルファリンは腎不全に禁忌

■ 図2 ワルファリンの添付文書

重篤な肝障害,腎障害のある患者には禁忌とされています.ただし,クレアチニンやクレアチニン・クリアランスなどの値は明記されていません.

もクレアチニンの濃度が上昇しづらくなります.小柄な高齢者では,クレアチニン値が小さくても腎機能が低下していることがあり,注意を要します.そこで,腎臓の糸球体濾過率(GFR)を調べる必要があります.

2 クレアチニン・クリアランスの求め方と問題点

　腎臓のGFRを知るために,クレアチニン・クリアランスが測定されます.尿細管での排泄,再吸収がない物質の血中濃度と,尿排泄量を調べることによりGFRがわかります.イヌリンは尿細管での排泄,再吸収がないという条件を満たすので,イヌリンを用いることでGFRを知ることができます.しかし,イヌリンは体の中には存在しない物質であるために,体外から注入する必要があります.一方,クレアチニンは自然に体内に存在する物質なので,体外から注入する必要がありません.測定は楽なのですが,わずかながら尿細管での分泌があるため,厳密にはGFRを求めることはできず,約30％ほど過大評価してしまいます.それでも,クレアチニン値を指標とするよりはましなので,クレアチニン・クリアランスを求めることが推奨されます.

**クレアチニン・クリアランス＝尿中クレアチニン値×単位時間当たりの尿量
÷血清クレアチニン値**

　この値は，単位時間当たり濾過できる血液の量を表し，体が小さければ，必要とされる濾過血液量も少なくてすみます．体の大きさの影響を排除するため，体表面積で補正します．日本人の平均体表面積1.73 m²（2001年より1.48から1.73に変更）で補正するのが一般的です．しかし，薬剤の排泄を考える場合は，体表面積で補正すべきではありません．

　クレアチニン・クリアランスを求めるためには蓄尿が必要で，煩雑です．また，外来で施行することも困難です．そこで，クレアチニン値，年齢，体重，性別よりクレアチニン・クリアランスを推定する方法がとられます．そこで，しばしば利用されるのがCockcroft-Gaultの式です[6]．

クレアチニン・クリアランス推定値＝（140−年齢）×体重/72 ×血清クレアチニン値（女性では0.85倍する）

　ただし，この式は日本人のデータから求められたものではありませんので，日本人に当てはめることには問題があります．乳児，小児，60歳以上で筋肉量の極端に減った人には適応できないとされています．高齢者にこの式を適応すること自体が誤りなのです．また，この式で用いられた血清クレアチニン値はJaffe法ですが，日本では酵素法が用いられています．Jaffe法ではクレアチニン同様にピルビン酸，ブドウ糖，蛋白，ビリルビン，アスコルビン酸などにも反応するため，真の値より高値を示します．特異的な酵素法と比べ，0.1〜0.2 mg/dL前後高値に出ます．同じ体重でも筋肉が多いのか脂肪が多いかには大きな個人差があるため，そもそも過信することは危険です．

3 eGFR

　血清クレアチニン値，年齢，性別から予測糸球体濾過率（estimated GFR：eGFR）を求める式は，多数の日本人のイヌリン・クリアランスのデータから係数（国により値が異なる）が求められており，日本人の実測値と高い相関性があるというエビデンスに裏づけられていますが，この式には体重は含まれません[7]．

**eGFR（mL/分/1.73 m²）＝ 194×血清クレアチニン値$^{-1.094}$ ×年齢$^{-0.287}$
（女性は0.739倍する）**

　体表面補正された値を推定する式になっていますが，体表面補正をはずす計算をすれば誤差が増幅されます．そもそも，健康診断におけるスクリーニングに用い

るために開発された推定式であり，これを薬剤投与に用いるのには問題があります．

4 クレアチニン・クリアランスの過信は禁物

　臨床試験の基準にクレアチニン・クリアランスが用いられている以上，適応基準，用量決定にクレアチニン・クリアランスを用いざるをえませんが，**クレアチニン・クリアランスがいかに「いい加減」な指標**かわかると思います．クレアチニン・クリアランスの値を過信するのは危険です．また，クレアチニン・クリアランスの値に過剰に反応することを正当化するものでもありません．高齢者は，夏の暑い時期には容易に脱水状態となるなど，変動することを過剰に心配することが見受けられます．しかし，冷静に考えれば，多くの研究においては，それも織り込みずみの結果です．腎機能が進行性に低下して基準値を下回った場合は薬の中止，変更，投与量の減量を考えるべきですが，多少の生理的変動に過剰に反応する必要はありません．本来，クレアチニン・クリアランスは変動するものなのです．クレアチニン・クリアランスが34 mL/分から30 mL/分に低下したからといって，どれほどの差があるのでしょうか．必要のない減量基準を作り上げることは心原性脳梗塞の発生を増やします．出血を恐れるあまり，より大出血の発生率を高めるワルファリンに移行したり，必要な抗凝固療法を中止することはよいことではありません．基準値に対してさらに，根拠のない厳しい基準を当てはめることは際限なく続き，リスク・ベネフィットの観点からは，好ましいことではありません．

POINT

- ワルファリンは肝代謝で腎代謝がないにもかかわらず，腎機能が低下するとDOAC以上に大出血発生率が上昇する．
- ワルファリンは腎不全，透析患者に禁忌である．
- **腎機能低下例においてDOACをワルファリンに変更しても問題は解決せず，大出血の発生率を増やしてしまう．**
- Cockcroft-Gaultの式でクレアチニン・クリアランスを推定するが，この式は日本人には当てはまらず，60歳以上で筋肉量の極端に減った人には適応できない．この式で用いた血清クレアチニン値の測定方法も異なり，数値そのものの信頼性に問題がある．
- クレアチニン・クリアランスの変動は，臨床治験においては織り込まれた

結果であり,注意は必要であるが過剰に反応する必要はない.
基準値に対してさらに,根拠のない厳しい基準を当てはめることは際限なく続き,リスク・ベネフィットの観点からは,好ましいことではない.
腎機能低下例に対して,定められた投与基準と減量基準を守っていれば,リスク・ベネフィットの点において問題なくDOACを投与できる.

文 献

1) Connolly SJ et al : Dabigatran versus warfarin in patients with atrial fibrillation. N Engl J Med **361** : 1139-1151, 2009
2) Patel MR et al : Rivaroxaban versus warfarin in nonvalvular atrial fibrillation. N Engl J Med **365** : 883-891, 2011
3) Granger CB et al : Apixaban versus warfarin in patients with atrial fibrillation. N Engl J Med **365** : 981-992, 2011
4) Shah M et al : Warfarin use and the risk for stroke and bleeding in patients with atrial fibrillation undergoing dialysis. Circulation **129** : 1196-1203, 2014
5) 平方秀樹ほか:日本透析学会.血液透析患者における心血管合併症の評価と治療に関するガイドライン.透析会誌 **47**:337-425,2011
6) Cockcroft DW et al : Prediction of creatinine clearance from serum creatinine. Nephron **16** : 31-41, 1976
7) エビデンスに基づくCKD診療ガイドライン2009.日本腎臓学会(編),東京医学社,東京,2009

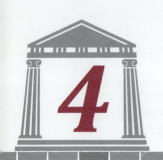

4 出血した場合の対応と中和
――ワルファリンのビタミンKによる中和に関する誤解

A ワルファリンのビタミンK製剤投与による中和
（第Ⅱ章-6，参照）

　出血に対しては，抗凝固薬の中止と圧迫止血が基本です．腎排泄のある薬剤なら，利尿を増やします．DOACには腎排泄がありますが，ワルファリンはほぼ100％肝代謝です．

　ワルファリン服用中に大出血を起こした場合，ビタミンK製剤投与による中和が行われます．しかし，ビタミンK投与後に凝固因子の産生が開始されるので，経口投与の場合，中和には15～18時間を要します．これは，DOACの半減期より長いことになります．PT-INRは半減期が短い第Ⅶ因子の血中濃度を反映しているだけで，この時のPT-INRの数値は必ずしも凝固能全体を反映していません．定常状態にある場合のPT-INR値は第Ⅶ因子の量を介してワルファリンの抗凝固能を反映しますが，変動状態では凝固能全体を反映できません（第Ⅱ章-1，参照）．静注投与の場合，もう少し速くなります．しかし，ビタミンK投与後約1週間はワルファリンを投与しても無効となります．この間に塞栓症を高率に起こしてしまいます．予防的（PT-INR高値に対する）ビタミンKの投与により，予後を改善するというエビデンスはなく，原則は行わないほうが無難です（第Ⅱ章-6，参照）[1]．日本のガイドラインには，ワルファリン服薬中に出血を起こしている場合以外の予防的ビタミンK投与に関する記載はありません[2]．

B 血液凝固因子複合製剤の投与

　血液凝固因子複合製剤の投与は現在の所，保険適用外ですが有効です．第Ⅱ，

第Ⅶ，第Ⅸ，第Ⅹを含むprothrombin complex concentrate(PCC)が有効であることが知られています．しかし，投与後，脳梗塞の発生率が高まることが警告されています．出血や手術のために使用した際，PTはすみやかに低下するも，3.8％に血栓塞栓症を起こしたという報告があります[3]．DOACに対しても血液凝固因子複合製剤が有効です[4,5]．米国では血液凝固因子複合製剤の投与が承認されていますが，日本ではまだ保険適用がないことが問題です．

C　DOACの中和薬

　現在の所，DOACには中和薬は一般には利用できませんが，ワルファリンと比べて半減期の短いDOACにおいては，数時間で効果が消失します．つまり，DOACにおける薬剤の中止はビタミンKによる中和に匹敵するのです．さらに，ダビガトランは透析で除去可能です（ワルファリンおよびダビガトラン以外のDOACには透析性はありません）．

　PCCはDOACの効果も中和しますので，保険上の問題はありますが有用です[4,5]．ダビガトランや第Ｘa因子阻害薬に対する中和抗体の開発も進んでいます[6]．これらはたしかに有効ですが，ビタミンKやPCCと同様に投与後の脳梗塞の発生が問題となります．追加投与の必要性と投与方法などの問題も残されています．緊急手術が必要な場合などでは有用と思われますが，通常の場合，準備している間にDOACの効果は消失していることが多いと考えられるので，本当に必要な場合は多くないと予測されます．使用する前に使用期限が切れてしまうということが問題になる可能性もあります．しかし，中和薬はあるに越したことはありません．

POINT

- ビタミンKによるワルファリンの中和は，投与後に凝固因子の産生が開始されるので経口投与の場合15〜18時間を要し，DOACの半減期より長い．
- DOACの半減期はワルファリンと比べて短く，血中からすみやかに消失するので，ワルファリンと比べると中和薬の必要性は低い．
- 定常状態にある場合のPT-INR値は第Ⅶ因子の量を介してワルファリンの

抗凝固能を反映するが，変動状態では凝固能全体を反映できない．
- ビタミンK投与後約1週間はワルファリン投与しても無効となり，この間に塞栓症を高率に起こす．
- PT-INR高値に対する予防的ビタミンKの投与により，予後を改善するというエビデンスはなく，原則的には行わないほうがよい．
- 血液凝固因子複合製剤PCCは，ワルファリン，DOACともに有効であるが，塞栓症を起こす問題がある．
- 直接トロンビン阻害薬（ダビガトラン）に対する中和抗体が開発された．

文献

1) Hirsh JA et al : American Heart Association/American College of Cardiology Foundation guide to warfarin therapy. J Am Coll Cardiol **41** : 1633-1652, 2003
2) 堀　正二ほか：循環器疾患における抗凝固・抗血小板療法に関するガイドライン（2009年改訂版）．〈http://www.j-circ.or.jp/guideline/pdf/JCS2009_hori_h.pdf〉
3) Majeed A et al : Thromboembolic safety and efficacy of prothrombin complex concentrates in the emergency reversal of warfarin coagulopathy. Thromb Res **129** : 146-151, 2012
4) Zhou W et al : Hemostatic therapy in experimental intracerebral hemorrhage associated with the direct thrombin inhibitor dabigatran. Stroke **42** : 3594-3599, 2011
5) Grandhi R et al : Adnministration of 4-factor prothrombin complex concentrate as an antidote for intracranial bleeding in patients taking direct factor Xa inhibitors. World Neurosurg **84** : 1956-1961, 2015
6) Pollack CV et al : Idarucizumab for dabigatran reversal. N Engl J Med **373** : 511-520, 2015

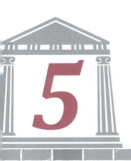

5 手術時の対応
── ワルファリン服用患者は大変

A　手術時におけるワルファリンの問題点

　小手術は抗凝固療法下でも施行可能ですが，当然，出血は多く止血はしづらくなります．大手術を抗凝固療法下に行うのは危険です．そこで，大手術前に抗凝固療法を中止します．しかし，ワルファリンを中止してもすぐには効果が切れず，また再開してもすぐには効きません．再度作用が現れるには10日前後を要し，その間に塞栓症を起こすリスクがあります．消化管内視鏡検査や抜歯に際し，ワルファリンの中止が日常的に行われ，それが常識のようにさえ考えられていました．しかし現実的に，抜歯や内視鏡検査のために2週間近く入院することはありえないことです．これらの手術の際に，ワルファリンの中断によりリバウンドが起こり，塞栓症を起こすリスクがあります[1]．抜歯に伴うワルファリン中止中に塞栓症を起こすリスクは1%と報告されています[2]．これは，認識されづらい数値です．内視鏡を受ける症例のすべてがワルファリンを服用している訳ではありません．仮に100例に1例がワルファリンを服用していたとして，ワルファリンをすべての症例で中止したとしても，内視鏡10,000例に1例しか塞栓症を起こさないのです．しかし，ワルファリン服用患者からみると100例に1例がワルファリン中止中に塞栓症を起こすことになるのです．これは無視できません．最近，内視鏡，生検までは抗凝固薬投与下に行うべきであると日本消化器内視鏡学会のガイドラインが改訂されました[3]．しかし，ポリープ摘除術などの場合は抗凝固薬の中止が必要です．また，大手術の場合も抗凝固薬の中止が必要です（**表1**）．抗凝固薬の中止の場合，ヘパリン・ブリッジが必要です（**図1**）．ただし，ヘパリン・ブリッジを行った場合にも，手術時間およびその前数時間のブランクが発生します．

表1　ワルファリン服用者の手術時の対応

a. 止血が可能な手術か否かによりワルファリン休薬の可否を判断する
　①ワルファリンを休薬しない手術
　　● 抜歯（ガーゼによる圧迫止血と縫合）
　　● 止血が容易な体表手術
　②ワルファリンを休薬する手術
　　● 止血が困難な手術
　　● 長時間を要する手術（内視鏡治療，整形外科手術，循環器系形成術など）

b. ワルファリンの休薬を要する手術時の対応
　①手術の3〜5日前までにワルファリンを中止し，ヘパリンに変更する（APTT比 1.5〜2.5倍）
　②手術の4〜6時間前からヘパリンを中止するか，手術直前に硫酸プロタミンでヘパリンの効果を中和する
　③術後は可及的すみやかにヘパリンを再開する
　④病態が安定したらワルファリンを再開し，INRが治療域に入ったらヘパリンを中止する

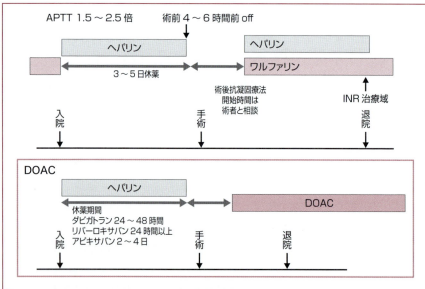

図1　ワルファリンと比較したDOAC服用時のヘパリン・ブリッジ

手術の3〜5日前にワルファリンを中止します．ワルファリンの効果はすぐには切れないので，その間ヘパリンを投与します．APTTが1.5〜2.5倍に延長するようにヘパリンの量を調節します．手術4〜6時間前にヘパリンを中止し，抗凝固作用がなくなった時に手術をします．術後，止血を確認してからワルファリンを再開しますが，すぐには効かないので，その間ヘパリンを併用します．PT-INRが治療域に入ったらヘパリンを中止します．
DOACの半減期はワルファリンと比較すると短いので，中止後すみやかに効果が消失します．DOAC再開後2時間前後で最大効果が得られるので，たとえDOACを中断したとしても，中断期間は短くてすみます．その間ヘパリン・ブリッジを行いますが，ヘパリン・ブリッジでも数時間は中断されるので，中断期間が短ければヘパリン・ブリッジには，あまり意味がなくなります．

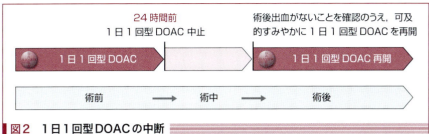

図2　1日1回型DOACの中断

1日1回型DOACは24時間前に中断しますが、そもそも24時間間隔の服用なので、中断は不要ということになります。抜歯や内視鏡検査など、本来、抗凝固薬の中断が不要の場合でも、服薬を検査終了後にすれば、歯科医や内視鏡医にも親切な対応が可能です。

B　DOACを用いる利点

　半減期の比較的短いDOACの登場により、手術時の対応はかなり楽になりました。ある程度の休薬期間が必要な場合、ヘパリン・ブリッジが必要とされていますが、休薬期間が比較的短期間の場合、ヘパリン・ブリッジは困難もしくは現実的には無意味です(図1)。

　DOACは投与後すみやかに効果を発揮します。脳塞栓の低リスク例では、短期間の中止は許容範囲と思われます。特に1日1回服用のDOACでは、事実上休薬自体が不要になりました(図2)。抜歯、消化管内視鏡検査の直前の服薬をせずに、終了後に服薬すれば、歯科医や内視鏡医に対しても親切になります。

C　多くの手術においてヘパリン・ブリッジは有害

　ヘパリンは出血性合併症が多く、コントロールの難しい薬です。APTTでモニタリングされますが、現実には経験的投与量で盲目的に投与されていることもあります。ヘパリンを4〜6時間前に中止し、抗凝固作用のない状態で検査、処置、手術を行いますが、手技終了後にヘパリンを再開した時に出血を起こすリスクがあります。

　ペースメーカーなどのデバイス手術では、ヘパリン・ブリッジが勧められてき

ましたが，ヘパリン・ブリッジはワルファリン投与継続に比較し，血腫，感染のリスクを増大させることがわかり，ワルファリン投与継続下（あるいは塞栓症の低リスク例では抗凝固薬の短期間の中断下）に手術を行うことが勧められるようになりました[4]．DOACでも同様の報告がされています[5]．心房細動に対する高周波カテーテル焼灼術の時も，ヘパリン・ブリッジをするよりワルファリン継続下に行うほうが安全であることが報告されています[6]．

外科手術でも，ヘパリン・ブリッジをするよりワルファリン継続下に行うほうが安全であるという報告がされています[7]．出血量の多い外科手術をワルファリン継続下に行うのは困難であると思われますが，今後DOACにより，継続下，もしくは短い中止期間で可能になる可能性があります．

POINT

- 手術前後のワルファリン中断により1％に塞栓症を起こす．
- 日本消化器内視鏡学会のガイドラインでは，内視鏡は生検までは抗凝固薬投与下に行うべきであるとされている．
- ワルファリンを中断する場合，ヘパリン・ブリッジが必要であるが，ヘパリンのコントロールは難しく，出血の合併症が多い．
- ペースメーカー手術や高周波カテーテル・アブレーションなど，これまでヘパリン・ブリッジが勧められてきた手技で，ヘパリン・ブリッジよりも抗凝固薬の継続下に施行したほうが安全であることがわかってきた．同様の報告が他の手術・手技でも報告されている．
- DOACの半減期はワルファリンと比べると短く，効果発現も速いため，中断をする場合でも中断期間が短くすむ利点がある．

文献

1) Marshall J : Rebound phenomena after anticoagulant therapy in cerebrovascular disease. Circulation **28** : 329-332, 1963
2) Ziffer AM et al : Profound bleeding after dental extractions during dicumarol therapy. N Engl J Med **256** : 351-353, 1957
3) 藤本一眞ほか：抗血栓薬服用者に対する消化器内視鏡診療ガイドライン．Gastroenterol Endosc **54** : 2073-2102, 2012
4) Birnie DH et al : Pacemaker or defibrillator surgery without interruption of anticoagulation. N Engl J Med **368** : 2084-2093, 2013
5) Kosiuk J et al : Comparison of dabigatran and uninterrruped warfarin in patients

with atrial fibrillation undergoing cardiac rhythm device implantations : case-control study. Circ J **78** : 2402-2407, 2014
6) Wazni OM et al : Atrial fibrillation in patients with therapeutic international normalized ratio comparison of strategies of anticoagulation management in the periprocedual period. Circulation **116** : 2531-2534, 2007
7) Douketis JM et al : Perioperative bridging anticoagulation in patients with atrial fibrillation. N Engl J Med **373** : 823-833, 2015

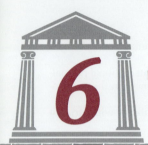

6 ワルファリンにまつわる数多の神話
――ワルファリンを適切に使うには

A ワルファリンはモニタリングできるからといって，安全に使用できる訳ではない（第Ⅱ章-1-H．参照）

　PT-INRはワルファリンによる第Ⅶ因子の欠乏状態を敏感に反映しますが，抗凝固作用のすべてを反映している訳でありません．出血事故の予測の感度・特異度は低いですが，モニタリングしなかった時の事故率は非常に高いのです．モニタリングなしにDOACを使用しても，モニタリングしてワルファリンを使用するより，効果は同等以上でリスクは同等以下，頭蓋内出血は遥かに少ないのです．PT-INRの結果は用量調節に向います．PT-INRは有効性や事故率を判定している訳ではなく，PT-INRの検査なしには，とても使用できない薬なのです．それにもかかわらず，多くの医師は「モニタリングできるからワルファリンは安全だ」と信じています．**モニタリングはワルファリンのメリットではなく，必要条件なのです**[1]．DOACや他の薬剤のモニタリングとは意味が大きく異なります．それにもかかわらず，同次元で語られていることには注意を要します．

B ワルファリンコントロールが安定しているからといって，DOACに変更する必要がない，とはいえない

　PT-INRが安定しているならば，そもそもPT-INRの定期的な測定は不要ですが，現実には大きく変動します．PT-INRの値は直近（せいぜい2～3日）の状態をみているに過ぎません．これまで安定していたから，将来も安定している保証はありません（第Ⅱ章-1，図6を参照）．だからこそ，TTRが60％を超えるとそれ以上の成績改善が認められないのは「第Ⅱ章-1」の項で述べたとおりです（第Ⅱ章-1，図5を参照）[2]．仮にTTRが100％であっても，それは過去の出来事で

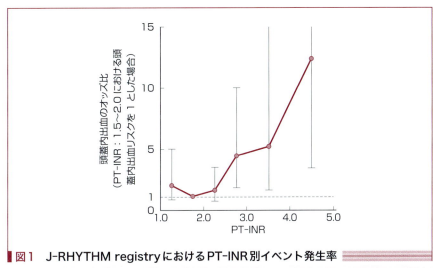

図1　J-RHYTHM registryにおけるPT-INR別イベント発生率

J-RHYTHM registryでは，PT-INR別の出血性イベントの発生率はPT-INR＜1.60の群(1.2％/2年)とPT-INR1.60〜1.99の群(1.1％/2年)で差が認められていません．モニタリングをしていかに良好にコントロールできたとしても，ある程度の出血事故は避けられないのです．

［文献4より］

あって将来はわからないのです．実際，ダビガトランのRE-LY研究のデータでは，頭蓋内出血はTTRの善し悪しとは無関係に起きています（第Ⅱ章-1，図8を参照）[3]．つまり，ワルファリンによる頭蓋内出血はコントロールの善し悪しではなく，確率的に起こるのです．J-RHYTHM registryでは，1.5＜PT-INR≦2.00を1とした時の頭蓋内出血発生率のオッズ比は1.0≦PT-INR≦1.50の群では1.99，2.0＜PT-INR≦2.50の群では1.497でした．PT-INRが低いほど頭蓋内出血が少ない訳ではないのです（図1）[4]．モニタリングをしていかに良好にコントロールできたとしても，ある程度の出血事故は避けられないということです．日本の脳出血の15％はワルファリン投与例といわれており，ワルファリンを投与しなければ，その分だけ脳出血は減ります．ワルファリン服用中にもかかわらず脳梗塞を起こしてしまった症例のPT-INRの経過を調べた日本のデータでは，脳梗塞を起こした時のPT-INRは平均1.41と低値でしたが，登録時は1.89で，直前（6ヵ月以内）は2.11と良好にコントロールされていました（第Ⅱ章-1，図7を参照）[5]．現在安定しているからといって，それが漫然とワルファリンを処方

し続ける理由にはならないのです．ワルファリンしかなかった時代には，脳出血のリスクを高めたとしても，心房細動による心原性脳梗塞の予防にワルファリンを処方すべきであったといえます．しかし，脳出血のリスクが非常に少なく，同等以上の脳梗塞予防効果のあるDOACが使用可能になった現在では，使用できない理由のある症例以外には医学的にはDOACを使用すべきであるといえます．

C 高リスク例だからといって，モニタリングできるワルファリンを選択して弱めにコントロールしたほうがよい訳ではない

凝固系には凝固にブレーキをかける凝固抑制系が存在します．組織因子経路抑制因子(tissue factor pathway inhibitor：TFPI)は第Ⅶa，第Ⅹa因子を抑制し，アンチトロンビンは第Ⅹa，第Ⅱa(トロンビン)因子を抑制します．トロンビン＋トロンボモジュリン複合体は＋プロテインCを活性化し，活性化プロテインC＋プロテインSは プラスミノーゲン活性化抑制因子1(PAI-1)を不活化し線溶効果を発揮するとともに第Ⅷa，第Ⅴa因子を抑制します(**図2**)．プロテインC，Sの欠損は凝固に対するブレーキの効かない状態となり，深部静脈血栓症，肺塞栓の原因となります．プロテインC，SはビタミンK依存性で，ワルファリンによりその産生が抑制されます．プロテインC，Sの半減期は第Ⅶ因子と同等以上に短いため，PT-INRが1.5以下でも十分に抑制されます．ワルファリンは投与開始当初は凝固能を亢進させ，投与開始前と比べ脳梗塞の発症率を2倍に上昇させます(**図3**)[6]．その後，効果を発現していきますが，安定した抗凝固作用が得られるのに10日以上かかります．そのため，弱めにコントロールすると(PT-INR＜1.6)，凝固能は十分抑制できないにもかかわらずブレーキが効かない状態となり，むしろ凝固能が亢進します．実際，TTRが40％以下になると，脳梗塞予防効果はワルファリン非投与より不良になります(第Ⅱ章-1，図4を参照)[7]．さらに，それでも出血性合併症は起こります．つまり，PT-INRが1.6未満のワルファリンコントロールはワルファリンを出さないより不良で，それなら処方しないほうがよいのです．抗血小板薬併用例や高齢者，腎機能低下などの高リスク例にワルファリンを出さないよりましだと考えて，ワルファリンを処方しPT-INRを1.6未満にコントロールするのは有害無益といえます．また，もしPT-INRを下限の1.6を目標に処方すると，高率に1.6未満になります．事故率を上昇させても，個人の経験でこれを認識するのは不可能です．知らないうちに危険なことを

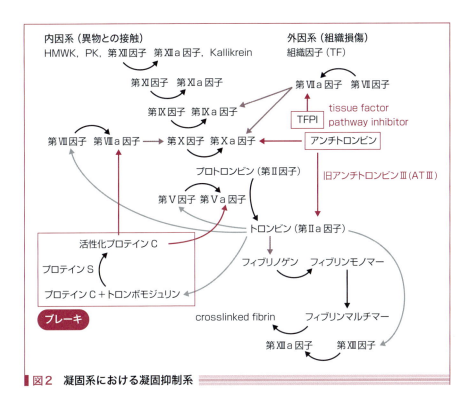

図2 凝固系における凝固抑制系

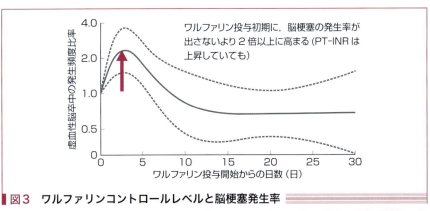

図3 ワルファリンコントロールレベルと脳梗塞発生率

［文献6より］

表1　HAS-BLEDスコア

頭文字	臨床像		ポイント
H	Hypertension	高血圧[*1]	1
A	Abnormal renal and liver function	腎・肝機能異常(各1点)[*2]	1～2
S	Stroke	脳卒中	1
B	Bleeding	出血[*3]	1
L	Labile INRs	国際標準比(INR)[*4]	1
E	Elderly	高齢者(65歳以上)	1
D	Drugs or alcohol	薬剤とアルコール(各1点)[*5]	1～2
			最大　9

*1　収縮期血圧160 mmHg以上
*2　腎機能障害：慢性透析や腎移植，血清クレアチニン2.26 mg/dL(200μmol/L)以上
　　肝機能異常：慢性肝障害(肝硬変など)または
　　検査値以上(正常上限2倍超のビリルビン値，AST/ALT/ALP正常上限の3倍超など)
*3　過去の出血歴または出血傾向(出血素因，貧血など)
*4　不安定な/高値INRまたはTTRの管理不良(60％未満など)
*5　抗血小板薬や非ステロイド抗炎症薬などの併用，またはアルコール依存症など

[文献8より]

行っているのです．

　ESCのガイドラインでは，心房細動に対する抗凝固療法の適応をCHA_2DS_2-VAScスコアで決定し，出血のリスクをHAS-BLEDスコア(**表1**)[8]で評価して，抗凝固薬の種類を決めることになっています．しかし，HAS-BLEDスコアで出血のリスクが高いと判定された症例にモニタリングできるワルファリンを勧めている訳ではなく，DOACを推奨しているのです(**図4**)[9]．ただ，考えようによっては，HAS-BLEDスコアは無用です．HAS-BLEDスコアは$CHADS_2$スコアに重なりが大きく，HAS-BLEDスコア高値の症例の多くは$CHADS_2$スコア高値で，脳塞栓のリスクが高い症例です．HAS-BLEDスコアの値のみにより抗凝固療法をためらうべきではありません．

D　ワルファリンは半減期が長いからといって，コンプライアンスのわるい症例にも安全に使える訳ではない

　先述のとおり，弱めのワルファリンコントロールは非常に危険です．特に，PT-INRを低めにコントロールしている場合は容易に1.6未満になります．また，ワルファリンは再開しても，すぐには効きません．比較的半減期の短いDOAC

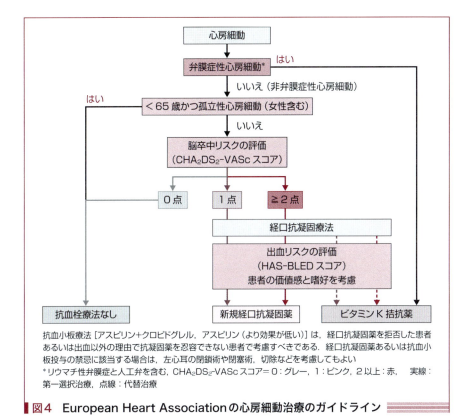

図4 European Heart Associationの心房細動治療のガイドライン

[文献9より]

の飲み忘れはたしかに危険ですが，DOACは服用すればただちに効果が得られます．ただし，ワルファリンとDOACのどちらがより安全ということはいえません．そもそも，飲み忘れてよい薬など，ある訳がないのです．

E 腎機能低下例だからといって，ワルファリンを使用したほうが安全な訳ではない（第Ⅱ章-3，参照）

ワルファリンはほぼ100％肝代謝で，腎機能低下例，人工透析例にも安全に使用できると考えられてきました．しかし，腎機能低下の程度が同程度でも腎機能低下例におけるワルファリンの出血リスクはDOAC以上に高まることがわかっ

てきました[10]．ワルファリンはPT-INRでモニタリングされているのに，モニタリングされていないDOACよりも出血リスクが高いのです．さらに，人工透析例においてワルファリン使用は原則禁忌となっています[11]．出血の副作用が多いばかりではなく，異所性の石灰化が問題となり，心臓の弁の障害(大動脈弁狭窄症)を起こします．ワルファリンも腎不全例は禁忌になっているのですが，どうしても抗凝固療法が必要な症例が存在するため禁止できないのです．これは，開発時期の違いによるものといえます．腎機能低下例にワルファリンが安全に使える訳ではなく，抗凝固療法がどうしても必要なのでリスク覚悟で(仕方がないから)ワルファリンを使うのです．高度腎機能低下例に対する抗凝固療法は必ずしもベネフィットがリスクを上回っている訳ではなく，原則は(特に1次予防の場合は)行わないほうがよい可能性があります．

F ワルファリンは骨粗鬆症を進める

　ビタミンKは血液凝固に関与するばかりではなく，骨代謝にも関与する体には絶対必要なビタミンです．透析例における異所性石灰化を起こす原因もそこにあります[11]．ワルファリン服用により骨粗鬆症を悪化させる可能性があります．その結果，骨折を起こすリスクが高まる可能性があります．

G ワルファリンの効果過剰時の対応とビタミンKによる中和

　ワルファリンの利点として，ビタミンKで中和できることがあげられることが多いですが，実はこれもワルファリンについて多くの医師が抱える勘違いなのです．ワルファリンの投与中，予防的ビタミンKの投与は原則的には行わないほうがよいとされています．中和には時間がかかり(15〜18時間後，ビタミンK依存性凝固蛋白の生成後)，第Ⅶ因子がある程度産生されればPT-INRの値は改善しますが，凝固能全体をみている訳ではないので，その時のPT-INR値は必ずしも指標になりません．その後，約1週間はワルファリンは無効となり，塞栓症を起こすリスクが高まります．
　出血している場合は，日本循環器学会のガイドラインでは，ビタミンK製剤

を投与するが，できるだけ少量の投与に留めることが推奨されています[12]．ケイツー®N 10 mgを生理食塩水に溶解後ゆっくり投与し，3〜6時間後に効果確認のためPT-INRを測定するとされています．しかし，予防投与については記載がありません．

出血していない場合，米国心臓協会/米国心臓病学会（AHA/ACC）のガイドラインの推奨は以下のようになっています[13]．

「PT-INRが5未満で臨床上大出血を認めない場合，ワルファリンを減量もしくは休薬して，PT-INRが望ましい範囲に入ってから低用量で再開する．

PT-INRが5〜9で臨床上大出血を認めない場合，次の1〜2回ワルファリンを休薬してPT-INRが治療域まで低下してから低用量で再開する．緊急手術などのために急速な中和が必要な場合，24時間以内のPT-INRの低下を見込んでビタミンK_1 2〜5 mgを経口投与する．

PT-INRが9を超えても臨床上大出血を認めない場合，PT-INRが24時間以内に低下することを見込んでビタミンK_1 3〜5 mgを経口投与する．

重篤な出血またはワルファリンの重大な過量投与（PT-INR>20）のためにすみやかな中和が必要な場合，ビタミンK_1 10 mgを緩徐に静脈内投与し，緊急度に応じて新鮮凍結血漿または濃縮プロトロンビン複合体製剤を投与する（現在の所，日本では保険適用外）」

ワルファリン投与中におけるPT-INR上昇時の予防的ビタミンKの投与は積極的には勧められていません．

POINT

モニタリングはワルファリンのメリットではなく，使用するための必要条件であり，モニタリングしなければ危険で使用できない．
PT-INRの値は直近，せいぜい2〜3日の状態をみているに過ぎず，これまで安定していたから将来も安定している保証はない．TTRの改善効果は65％までで，それ以上の成績改善が認められない．
ワルファリンによる頭蓋内出血はコントロール（TTR）の善し悪しとは無関係に起こる．
モニタリングなしにDOACを使用しても，モニタリングしてワルファリンを使用するより効果は同等以上でリスクは同等以下，頭蓋内出血は遥かに少ない．

- ワルファリンで安定していると思っても,医学的にはDOACに変更すべきである.
- 凝固系には凝固にブレーキをかける凝固抑制系が存在する.プロテインC, SはビタミンK依存性でワルファリンによりその産生が抑制され半減期は第Ⅶ因子と同等以上に短いため,PT-INRが1.5以下でも十分に抑制されてしまう.
- ワルファリンは投与開始当初は凝固能を亢進させ,投与開始前と比べ脳卒中の発症率を2倍に上昇させ,安定した抗凝固作用が得られるのに10日以上かかる.弱めにコントロールすると(PT-INR<1.6),凝固能は十分抑制できないにもかかわらずブレーキが効かない状態となり,むしろ凝固能が亢進する.
- TTRが40%以下になると,ワルファリンの脳梗塞予防効果はワルファリン非投与より不良になる.
- **高リスク例はモニタリングできるワルファリンを選択して弱めにコントロールするのは危険であり,してはいけない.**
- PT-INRを低めにコントロールしている場合は容易に1.6未満になり凝固能を亢進させる.ワルファリンは再開してもすぐには効かない.比較的半減期の短いDOACは飲み忘れても服用すればただちに効果が得られる.
- ワルファリンはほぼ100%肝代謝であるが,腎機能低下例にはDOACより危険であり,人工透析例には禁忌である.
- ワルファリンは異所性の石灰化(大動脈弁狭窄)と骨粗鬆症(骨折)を起こしやすくする.
- **ワルファリンの投与中,予防的ビタミンKの投与は原則的には行わないほうがよい.** 中和には時間がかかり(15〜18時間),その時のPT-INR値は必ずしも指標にならない.その後,約1週間はワルファリンは無効となり,塞栓症を起こすリスクが高まる.
- 出血時にはワルファリンにもDOACにも新鮮凍結血漿または濃縮プロトロンビン複合体製剤が有効であるが,ビタミンKと同様のリスクがある.

文 献

1) Fustar V et al : ACC/AHA/ESC 2006 guidelines for the management of patients with atrial fibrillation-executive summary : a report of the American College of Cardiology/American Heart Association task force on practice guidelines and the European Society of Cardiology Committee for practice guidelins(writing committee

to revise the 2001 guidelines for the management of patients with atrial fibrillation). Eur Heart J **27** : 1979-2030, 2006
2) White HD et al : Comparison of outcomes among patients randomized to warfarin therapy according to anticoagulant control : results from SPORTIF III and V. Arch Intern Med **167** : 239-245, 2007
3) Wallentin L et al : Efficacy and safety of dabigatran compared with warfarin at different levels of international normalized ratio control for stroke prevention in atrial fibrillation : an analysis of the RE-LY trial. Lancet **376** : 975-983, 2010
4) Yamashita T et al : Warfarin anticoagulation intensity in Japanese nonvalvular atrial fibrillation patients : a J-RHYTHM Registry analysis. J Cardiol **65** : 175-177, 2015
5) Inoue H et al : Accumulation of risk factors increases risk of thromboembolic events in patients with nonvalvular atrial fibrillation. Circ J **70** : 651-656, 2006
6) Azoulay L et al : Initiation of warfarin in patients with atrial fibrillation : early effects on ischaemic strokes. Eur Heart J **35** : 1881-1887, 2014
7) Morgan CL et al : Warfarin treatment in patients with atrial fibrillation : observing outcomes associated with varying levels of INR control. Thromb Res **124** : 37-41, 2009
8) Pisters R et al : A novel user-friendly score(HAS-BLED) to assess 1-year risk of major bleeding in patients with atrial fibrillation : the Euro Heart Survey. Chest **138** : 1093-1100, 2010
9) Camm AJ et al : 2012 focused update of ESC guidelines for the management atrial fibrillation : an update of the 2010 ESC guidelines for the management of atrial fibrillation : developed special contribution of the European Heart Rhythm Association. Eur Heart J **33** : 2719-2747, 2012
10) Shah M et al : Warfarin use and the risk for stroke and bleeding in patients with atrial fibrillation undergoing dialysis. Circulation **129** : 1196-1203, 2014
11) 平方秀樹ほか：日本透析医学会．血液透析患者における心血管合併症の評価と治療に関するガイドライン．日透析医学会誌 **47**：337-425, 2011
12) 堀　正二ほか：循環器疾患における抗凝固・抗血小板療法に関するガイドライン(2009年改訂版)．〈http://www.j-circ.or.jp/guideline/pdf/JCS2009_hori_h.pdf〉
13) Hirsh J et al : American Heart Association/American College of Cardiology Foundation guide to warfarin therapy. J Am Coll Cardiol **41** : 1633-1652, 2003

第Ⅲ章

DOACの出現
―― 新たな抗凝固療法の幕開け

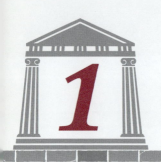

DOACの総論
——臨床試験の結果をどう読むか

A 治験データの解釈

　DOACは新しい薬なので，多数例での開発治験データがあります．それらのデータをみる時に忘れてはいけないことがあります．それは，すべての研究はワルファリンとの比較であって，別のDOACとの比較検討はまったくないということです．したがって，DOAC間の優劣を比較することはできません．このような比較に，これまでどれだけ騙されてきたことでしょうか．逆は必ずしも真ならず，3段論法は必ずしも正しくないのです．しかしDOACにおいては，そういいながら，できないはずの，あるいはしてはいけない比較が横行しているのが現実です．我々は，どこまでが真実かを見極める必要があります（図1）．

1 治験データを読む際の基本

　臨床治験は，組み込み基準とプロトコール，エンドポイントによって規定されたルールに従った土俵上の戦いです．したがって，その土俵の上では正しくとも，別の土俵の上では適応されません．2つの治療の結果が同じであるという仮定を立てて棄却される，つまり同質ではないと判断されるのが有意差です．p値は同じ検討をした時に，差がないのに偶然差があるように間違えてしまう率を意味します．有効性の程度の差を判定している訳ではありません．これがnumber needed to treat（NNT）が重要視される理由です．一定期間内に1人の患者を救うために何人の患者を治療する必要があるかをみたのがNNTです．

2 inclusion criteriaの問題

　一方，inclusion criteriaの基準が最良のカットオフを示しているとは限りま

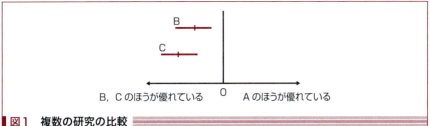

図1　複数の研究の比較

複数の研究の比較をして薬の有効性，副作用の発生率を比較する時には注意を要します．ある研究ではBはAと比べ40％リスクを減らし，別の研究ではCはAと比べ60％リスクを減らすという結果であっても，CのほうがBよりリスクを減らす，とは必ずしもいえないのです．BとCを直接比較した研究を行ったら，逆にBのほうがCよりリスクが少ない，という結果が出たということは過去に数多く経験したことです．それは研究の背景，患者の重症度，組み込み基準，リスクの判定基準，フォローアップ方法などスタディプロトコールが異なっていると単純な比較ができないからです．DOACは新しい薬のため多数例での開発治験データがありますが，すべての研究はワルファリンとの比較であって，別のDOACとの直接比較検討はまったくありません．したがって，DOAC間の優劣を比較することはできません．仮にワルファリンの効果やリスクを1としても，比較はできないのです．

せん．たとえば，60歳以上が組み込み基準で有効であったといっても，実は70歳以上で有効で60～70歳は有効でなくとも，70歳以上の患者のデータにより全体として有効であるという結果が出た可能性もあります．それにもかかわらず，60歳以上で有効であるという結果が1人歩きします．実際には60～70歳の患者のデータをみる必要がありますが，本来はサブ解析でデータを出すのではなく，再度トライアルを組み直す必要があります．では，60～65歳ではどうでしょうか？　それは現実には不可能なことが多いので，せいぜいサブ解析のデータをみるくらいしかできません．大規模臨床治験とは所詮そんなものなのです．

3　人種差にも注意が必要

開発治験の成功は薬品の素質，適切な用量設定，対象症例の設定にかかっています．また，実際の使われ方が大規模臨床試験とは異なっている可能性があり，結果が異なる可能性があります．また，人種差により成績が異なってくる可能性もあります．残念ながら，日本人のデータがあってもサンプル数が少ない場合の判断には注意を要します．

4　DOAC研究の今後

DOAC間の比較はこれからの課題で，現在の所不可能であり，常にワルファ

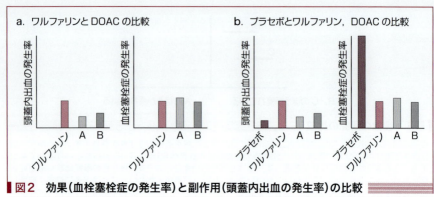

図2 効果（血栓塞栓症の発生率）と副作用（頭蓋内出血の発生率）の比較

頭蓋内出血の発生率はA，B（DOAC）ともにワルファリンより低値ですが，Aのほうがより有効にみえます．一方，血栓塞栓症の発生率は，Aはワルファリンより多く，Bはワルファリンより少ないようにみえます（**a**）．しかし，これはすべてワルファリンとの比較であって，本来はプラセボと比較するべきです（**b**）．頭蓋内出血の発生率はワルファリン，A，Bのいずれもプラセボに比べ増加していますが，ワルファリンで著しく増加しています．一方，血栓塞栓症の発生は，ワルファリン，A，Bのすべてが著明に抑制しています．これらのリスク・ベネフィットの総和で判断すべきなのです．A，B（DOAC）がなければ，ワルファリンを使用すべきですが，DOACはより優れた薬であることがわかります．一方，AとBの差は少ないことがわかります．

リンとの比較を通じて考えるしかありません．倫理的問題から，コントロール群にはすべてワルファリンが用いられており，プラセボは使われていないことにも注意が必要です．抗凝固薬は血栓塞栓症を減らしても，出血は必ず増やします．もともと，ワルファリンは無投薬かアスピリンと比較されました．本来であればDOACもワルファリンの時と同様に，無投薬（いまさらアスピリンはないでしょう）と比較して，血栓塞栓症の減少と出血の増加を評価すべきなのです．仮にワルファリンより出血を増やしたとしても，それが許容範囲で血栓塞栓症の予防効果がそれ以上に大きいか，他に大きな利点があるならばそれでも構いません．ワルファリンは無投薬やアスピリン投与より出血を増やしますが，血栓塞栓症を減らします．だからワルファリンには無投薬やアスピリン投与より利益があるとしたのです．出血だけに注目したら，ワルファリン治療はありえません．ワルファリンより消化管出血が多少増加したとしても（日本では，むしろDOACのほうがワルファリンより消化管出血も少ないのですが）リスク・ベネフィットの総和で考えなければいけません．また，仮に2つのDOACに多少の差があったとしても，その差が小さいのなら50歩100歩です（**図2**）．DOAC間に多少の差があったとしても，その差がそれほど大きなものとは思えません．

B DOACの薬理動態の違い

　薬理動態は重要ですが，その解釈には注意を要します．薬理動態をみるのに吸収率，生体利用率，蛋白結合率，分布容積などの指標がありますが，単純なものではありません．吸収率，生体利用率は高いほうがよいと考えられています．それは，吸収率，生体利用率が低いほうが少しの変動が血中濃度に与える影響が大きいからです．たとえば，生体利用率が90％だと1％の変動ではほとんど影響はありませんが，生体利用率が5％だと6％になっただけで血中濃度が20％近く上昇するからです．しかし，現実は単純ではありません．消化管からどれくらい吸収され，小腸でどれくらい代謝され，肝臓でどれくらい代謝されるかで生体利用率は決定されます．分布容積は投与量に対する血中濃度で，投与量に対して薬物が血漿中と等しい濃度で各組織に分布すると仮定した時の仮想の容積であり，投与量を血中濃度で割って求められます．これは，薬物の分布する実容積ではありません．分布容積は薬物の組織への移行しやすさを反映します．分布容積が大きいと同じ血中濃度にするために，より多くの薬剤を投与する必要があります．これは，用量設定で解決できる問題です．一般的に蛋白結合率が高いと分布容積は小さくなります．しかし，一般的には蛋白と結合した薬物には活性がないので，蛋白結合率が高いと活性物質の血中濃度は低くなり，蛋白結合率の変動の影響を受けやすくなります．また，蛋白結合率が高いと透析性がなくなります．ダビガトランは生体利用率が低く蛋白結合率が低いので，みかけの分布容積が大きくなり投与量が相対的に多く必要ですが，透析により除去可能です．他のDOACは蛋白結合率が高いので透析により除去されません．脂溶性薬物の場合はさらに複雑で，このような1コンパートメントモデルには従いません．投与された薬物は組織に蓄積し，脂肪組織と血漿の2コンパートメントモデルが必要になります．

　いずれにしろ，これらの指標の解釈には注意を要します．結果がすべてで，これらの理論はその事実を説明するための道具に過ぎません．結果と理論がくい違うのなら，理論に間違いがあるのです．

ワルファリンと比べ半減期が短いDOACでは抗凝固作用が持続していないので問題がある，という勘違い

そもそもDOACの半減期は短くありません．あくまでも，ワルファリンとの比較です．ワルファリンは理想的に使用された場合，作用が均一に持続します．一方，DOACの血中濃度にはピーク（最高）とトラフ（最低）ができます．効果が一定にはなりません．

凝固系と線溶系は同時に働いており，血栓は常に凝固，溶解を繰り返しています．抗凝固療法は血栓溶解療法と異なり，それ自体には血栓を溶かす力はありません．しかし，抗凝固療法により凝固を抑制すれば線溶系により血栓は溶解します．凝固系が著しく亢進した状態が続くと線溶系も浪費されます．逆に凝固系を抑制すれば線溶系は温存されるので，抗凝固作用が低下した時期にも線溶系が働き血栓溶解の方向に働きます．また，凝固系が常に抑制されていると組織修復も阻害され，出血性副作用が起こりやすくなる可能性があります．抗凝固作用に波があると，抗凝固能が働いている時には血栓形成が抑制され，凝固能が低下した時には線溶系による血栓溶解が働き，組織修復も行われます．DOACは活性化凝固因子に対する競合阻害で効く薬です．**凝固系が亢進していない状況では活性化凝固因子は少ないので効きが強く**，凝固系が亢進した状態では活性化凝固因子を抑制するためには，より多くのDOACが必要となるため作用が減弱します．DOACにはminor bleedingが少なくないのはそのためと考えられます．このようなDOACの性格を考えると，DOACにはむしろ血中濃度が下がる時相があったほうが組織修復の点で安全である可能性があります．

また，凝固系にはプロテインC，Sを介した系や，TFPI，アンチトロンビンなどの凝固抑制系（ブレーキ）があります．ヘパリンは凝固抑制系のアンチトロンビンの作用を増強することで，抗凝固作用を発揮します．ワルファリンはプロテインC，Sの合成も阻害するので，凝固抑制系も抑制してしまいます．しかし，DOAC使用時には凝固抑制系は浪費されることなく温存されるので，凝固抑制作用が低下しても凝固抑制系の作用はある程度残ります．DOACの凝固抑制作用が低下した後も血栓形成抑制作用が残る可能性があります．

半減期の短いヘパリンでもスポットに投与することがあり，それでも効いていました．そもそも，非弁膜症性心房細動による心原性脳梗塞の予防には，抗凝固作用を常に保つ必要自体ないのかもしれません．効くか効かないかは結果がすべ

てで，理屈は結果を後づけで説明するだけです．DOACが1，2回の投与で有効であることは，少なくとも非弁膜症性心房細動による心原性脳梗塞の予防には，必ずしも抗凝固作用を一定に保つ必要はないことを示しています．

DOACに何を求めるか

　ワルファリン治療は大変です．定期的に採血検査を繰り返す必要があります．食事の制限も患者には苦痛ですし，薬の制限も大問題です．そして，現実には完全なコントロールは不可能です．面倒なモニタリングと生活制限を強いながら，大出血は起こり，脳梗塞も完全には防げません．ワルファリン治療のような面倒くささがないならば，たとえ治療成績が同等であってもDOACの意義はあります．さらに，頭蓋内出血がワルファリンと比べてDOACで激減するとなると，他の項目(脳梗塞の予防，頭蓋内出血以外の出血)がワルファリンと同等，場合によっては多少劣っていたとしても許されるかもしれません．DOACの臨床治験は，あくまでもワルファリンとの比較であってプラセボではありません．何を求めるかは各人の価値観で異なってきますが，DOACの最大の長所は，患者および医師・医療側の負担軽減ではないでしょうか．ワルファリンで苦労して，患者にも苦痛を与えて(この苦痛を医師は過小評価しています！)，それでDOACと大差ないなら，あえてワルファリンを選択する理由はあるのでしょうか．DOACは薬価が高いという理由で，患者に説明することなくワルファリンを使用することは間違っています．

E　1日1回投与と2回投与のどちらがよいか

　出血性合併症の発生が関係しているのはトラフの血中濃度です．出血性合併症の発生がDOACのピークの血中濃度に関係しているというエビデンスは皆無です[1]．エビデンスが示していることは，DOACは常には効かせないほうが安全な薬ということなのです．したがって，1日1回投与の薬はピークの血中濃度が上昇するので危険であるという証拠はありません．1日1回がよいのか2回がよいのかは，個々の薬剤ごとに検討が必要です．事実，エドキサバンでは，1日2回分割投

与のほうがトラフの血中濃度を上昇させ，出血性合併症を増加させました[2]．1日1回であれ2回であれ，そのプロトコールに沿った臨床治験の結果がすべてです．もし1回投与で不十分なら，1回投与では有効性は示せないのです．一方，2回投与で有効性を示した薬を1回投与ですますには，別のエビデンスが必要です．

　それぞれのDOACには，それぞれ適した投与方法・回数があるはずです．臨床治験で採用された方法による結果は，その投与方法・回数の場合の結果を示します．もし，変更するなら，それに合わせた別の臨床治験が必要になります．

　利便性からいえば，1日1回投与のほうがよいに決まっています．たとえば，1日2〜3回投与の降圧薬はほとんど淘汰され，1日1回の薬だけが残りました．飲み忘れも1日1回投与のほうが少なく，投与回数と投与薬数が多くなればなるほど飲み忘れが増えることは，これまでの多くの薬でわかっていることです[3]．朝晩に他の薬を服用する場合は，1日2回のDOACでも服薬率は変わらないというのも誤りです．他剤とともに飲み忘れる（あるいは意図的に）だけです．飲み忘れた時，1日1回投与のほうの被害が大きいという意見もありますが，そもそも，飲み忘れ自体，1日2回投与のほうが多いのです．1日2回投与のDOACを1回分飲まなければ予防効果が期待できません．1日1回投与のDOACは飲み忘れに気づいた時すぐに飲むように指導することが重要なのです．しかし，1日2回投与の薬は飲み忘れ時の対応が少し複雑になります．倍量を同時に服用しないことと，服薬間隔について説明しておく必要があります．

　手術時の服薬中止の問題も，1日1回投与の場合は服薬を中止しなくとも，事実上服薬中止と同様の状態で手術・処置を行えるというメリットがあります．

　ただし，1日2回服用という多少の利便性の欠点より，効果と副作用の利点が上回る薬であれば1日2回投与は受け入れ不可能な服薬回数ではありません．しかし，少なくとも，1日1回の薬を2回にしたり，1日2回の薬を1回にするにはエビデンスが求められます．

F　医師には無理にワルファリンをDOACに変更する権利はない

　医学的にはDOACの禁忌例以外にはDOACを使用せずにワルファリンを新規投与，もしくは継続する根拠はありません．しかし，決めるのは患者本人で，無理にワルファリンをDOACに変更する権利は医師にはありません．また，

DOACでも脳梗塞，出血は起こります．無理に変更した場合，医師自身も不利な立場に立たされます．しかし，ワルファリンとDOACのメリット・デメリットは十分に説明する必要があります．そのうえで患者がDOACではなくワルファリンを選択する，あるいは抗凝固療法そのものを望まないというならば，従うべきです．

さらに重要なことは，患者だけではなく，家族を含めた周囲の環境です．患者を見守り，支える環境のない状態で自立できない患者に抗凝固療法を行うのは危険なだけです．そのような患者にワルファリンがDOACより安全であるということはありません．

 ## G 飲み忘れを防ぐには

ワルファリンは半減期が長いので，少しくらいの飲み忘れがあっても変動が少なく安全である，というのは誤りです．プロテインC，SはビタミンK依存性でワルファリンによりその産生が抑制されます．プロテインC，Sの半減期は第Ⅶ因子と同等以上に短いため，PT-INRが1.5以下も十分に抑制されます．PT-INRが1.6未満では，凝固能は十分抑制できないにもかかわらずブレーキが効かない状態となり，むしろ凝固能が亢進します．それでも，出血性合併症は起こります．PT-INRが1.6未満のワルファリンコントロールはワルファリンを出さないより不良です．特に，PT-INRを弱めにコントロールした場合，飲み忘れにより高率に1.6未満になります．ワルファリンが飲み忘れに強いというのは大きな誤解です．

DOACの半減期は比較的短いので，飲み忘れには注意を要します．このことは，くどいくらい繰り返し説明すべきです．また，「第Ⅲ章-1-C」で詳述したとおり，凝固能がさほど亢進していない状態ではDOACは比較的低濃度でも効果があります．さらに，DOACはワルファリンと異なり，服用後すみやかに効果が発現します．つまり，飲み忘れに気づいたら，すぐに服用すればよいのです．多くの患者は，薬は食後に服用しなければならないと盲信しています．もちろん，倍量を服薬してはいけないとか，次の服薬時間をどれくらいあける必要があるかといった説明も必要ですが，飲み忘れに気づいたらすぐに服用して下さいという説明が最も重要です．

minor bleedingで服薬を中止させない

　DOACのminor bleedingは決して少なくなく，ワルファリンと同等以上です．minor bleedingにより，服薬が中断されることが大きな問題となります．抗凝固療法を施行する場合，皮下出血，鼻出血，歯肉出血はまれではなく，それは薬が効いている証拠であり，あったからといって，それで服薬を中止してはいけないことをあらかじめ説明しておく必要があります（第Ⅲ章-2-A，参照）．

 POINT

- DOACすべての研究は，ワルファリンとの比較であって，DOAC間の直接比較検討はまったくない．したがって，DOAC間の優劣を比較することはできない．
- 本来，無投薬と比較して血栓塞栓症の減少と出血の増加を評価すべきであるが，倫理的問題からコントロール群にはすべてワルファリンが用いられており，プラセボは使われていない．仮にDOAC間に多少の差があったとしても，その差が小さいのなら意味はない．
- DOACの最大の長所は，ワルファリンと比べた時の患者および医師・医療側の負担軽減と頭蓋内出血の減少である．無投薬と比べた時の損得の総和で判断すべきであり，すべてにおいてワルファリンに勝る必要はない．
- 薬理動態は重要であるが，その解釈には注意を要する．薬理動態の差は実際の差を説明する方便に過ぎず，結果がすべてである．
- 半減期が比較的短いDOACが1，2回の投与で有効であることは，非弁膜症性心房細動による心原性脳梗塞の予防には，必ずしも抗凝固作用を一定に保つ必要はないことを示している．
- 1日1回投与は2回投与より服薬率の点で有利である．1日1回の薬を2回にしたり，1日2回の薬を1回にするにはエビデンスが求められる．
- DOACの飲み忘れに気づいたら，すぐに服用すればよいという服薬指導が重要である．
- minor bleedingでDOACの服薬を中止させない．

文　献

1) Kaneko M et al : Confirmation of model-based dose selection for a Japanese phase III study of rivaroxaban in non-valvular atrial fibrillation patients. Drug Metab Pharmacokinet **28** : 321-331, 2013
2) Weitz JI et al : Randomised parallel-group, multicenter, multinational phase 2 study comparing edoxaban, an oral factor Xa inhibitor, with warfarin for stroke prevention in patients with atrial fibrillation. Thromb Haemost **104** : 633-641, 2010
3) Cockburn J et al : Determinants of non-compliance with short term antibiotic regimens. Br Med J **295** : 814-818, 1987

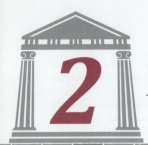

DOAC で頭蓋内出血が少ない理由
―― DOAC で頭蓋内出血が少ない訳ではなく，あくまでもワルファリンとの比較

A ワルファリンと DOAC の頭蓋内出血についての比較

　minor bleeding に引き続き major bleeding が起こる訳ではないことには注意を要します．日本におけるリバーロキサバンの開発治験である J-ROCKET AF[1]のサブ解析では，major bleeding は minor bleeding とは無関係に起きています(図1)[2]．major bleeding と minor bleeding の機序は異なるのです．

　すべての DOAC の治験において，モニタリングして処方したワルファリンと比べ頭蓋内出血の発生率が激減しています[3~6]．ワルファリンと比較してDOAC で頭蓋内出血が少ないことは確実です(図2)[7,8]．

　DOAC で頭蓋内出血が少ない理由としては，以下の理由が指摘されています．

❶ 組織因子の組織局在性．
❷ 効いていない時間がある(凝固抑制系，線溶系の温存)．
❸ DOAC のほうが安全域が広い．
❹ ワルファリンの不安定さ．

　外因系のスタートになる組織因子は脳，肺，胎盤に多く存在します．すぐに止血する必要の高い臓器に多く分布することは理にかなっています．ワルファリンは外因系の第Ⅶ因子の産生を強力に抑制するため，臓器によって効果に差が出ます．組織因子の多い脳において，ワルファリンの効果が強く出るため脳出血の発生率が高くなります．

　ワルファリンは理想的状態においては一定に効き続けます．しかし，心房細動による塞栓症予防には，恒常的に凝固能を抑制する必要はありません．ヘパリンや低分子ヘパリンは持続点滴でなくとも有効です．

　一方，「第Ⅲ章-1-C」の項で詳述したとおり，DOAC は凝固因子に対する拮抗

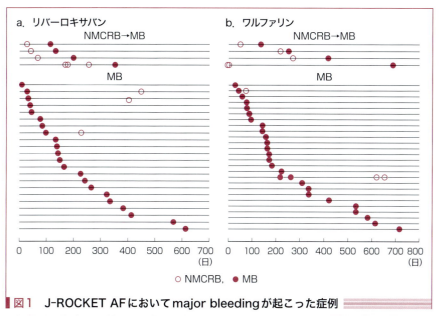

図1 J-ROCKET AFにおいてmajor bleedingが起こった症例

major bleeding（MB，●）が起こった時期とnon-major clinically relevant bleeding（NMCRB，ほぼminor bleedingと同義）が起こった時間関係（○）をみると，リバーロキサバンでもワルファリンでも，minor bleedingがmajor bleedingに先行して起こっている訳ではなく，両者は無関係に起こっていることが示されています．抗凝固療法においては，minor bleedingはmajor bleedingの前徴ではなく，major bleedingはminor bleedingとは無関係に起こるのです．逆に，minor bleedingを根拠に抗凝固療法を中断すべきではないのです．

［文献2より］

阻害薬なので，凝固因子の多い凝固能亢進状態では作用が弱く，凝固因子の少ない凝固能低下状態では作用が強くなります．その結果，minor bleedingは少なくありません．このような薬にとって，むしろ血中濃度が低下している時期があったほうが組織修復を考えると有利です．出血性合併症の発生が関係しているのはトラフの血中濃度です[3,9]．逆に出血性合併症の発生がDOACのピークの血中濃度に関係しているというエビデンスは皆無です．エビデンスが示していることは，DOACは効かせ続けないほうが安全な薬ということなのです．事実，エドキサバンでは，1日2回分割投与のほうがトラフの血中濃度を上昇させ，出血性合併症を増加させました[9]（第Ⅲ章-3-A，参照）．

　ワルファリンは安全域の非常に狭い薬です．脳梗塞を予防する作用域と，出血

	DOAC (イベント)	ワルファリン (イベント)		相対リスク (95%CI)	p値
効果					
虚血性脳卒中	665/29,292	724/29,221		0.92（0.83〜1.02）	0.10
出血性脳卒中	130/29,292	263/29,221		0.49（0.38〜0.64）	<0.0001
心筋梗塞	413/29,292	432/29,221		0.97（0.78〜1.20）	0.77
全死亡	2,011/29,292	2,245/29,221		0.90（0.85〜0.95）	0.0003
安全性					
頭蓋内出血	204/29,287	425/29,211		0.48（0.39〜0.59）	<0.0001
消化管出血	751/29,287	591/29,211		1.25（1.01〜1.55）	0.043

0.2　0.5　1　2
←DOACが有利　　ワルファリンが有利→

図2　DOACとワルファリンの効果と安全性のメタ解析

出血性脳卒中（相対リスク0.49, 95%CI：0.38〜0.64）と頭蓋内出血（相対リスク0.48, 95%CI：0.39〜0.59）は有意差をもってDOACのほうがワルファリンより低率でした.

［文献7より］

を起こす作用域が重なっています．それに比べると，DOACの安全域は広いので大出血は起こしにくいと予想されます．

　これらの理由とは別に，ワルファリン自体のコントロール困難性の問題があります．PT-INRをモニタリングしても，ワルファリンのコントロールはきわめて困難です．

B DOACの頭蓋内出血率が低いといってもあくまでもワルファリンとの比較

　しかし，DOACは抗凝固薬です．抗凝固薬を投与して出血，脳出血が減少する訳がありません．あくまでも，ワルファリンとの比較において頭蓋内出血が少ないのであって，抗凝固療法非施行例と比べれば，それより少ない訳がないのです．DOACで脳出血が少ないのではなく，ワルファリンで脳出血が多いのです．しかし，ワルファリンと比べDOAC使用により頭蓋内出血が激減するのは事実です．脳出血例の15％前後がワルファリン処方例です．しかし，ワルファリン処方例に脳出血が起こっても，報告されることはほとんどありません．それほどまでにワルファリン処方例には普通のことだったといえます．多少脳出血の頻度が増えたとしてもワルファリンしか使えなかった時代にはワルファリンを使うべ

きであったと考えられます．しかし，DOACが使用可能になった現在では，特別な理由がない限りワルファリンを使う理由はありません．

C DOACは消化管出血に注意

　一方，DOACでは消化管出血が増加します[7]．DOAC開発治験においてアピキサバン以外はワルファリンと比べて消化管出血が増加していました．DOACが消化管の病変をつくるのではなく，病変のある患者が抗凝固薬を服用すると出血を起こすと考えられます．消化管出血が増加するのは，DOACはワルファリンと異なり凝固因子の直接的阻害薬なので消化管で直接働くためと考えられます．DOACで問題となったのは，上部消化管より下部消化管でした．憩室からの出血が特に問題でした．しかし，リバーロキサバンのJ-ROCKET AFなど，日本人におけるDOACによる消化管出血の頻度はワルファリンと比較して多くありませんでした[1]．日本人は大腸の疾患が少ないためであると考えられています．ダビガトランの欧州デンマークの前向き調査のデータでも，ワルファリンと比べて消化管出血は多くなく，220 mg/日投与例では逆に有意差をもって低頻度でした（補正ハザード比 0.60, 95% CI：0.37〜0.93）[10]（第Ⅲ章-4, 図11を参照）．いずれにしろ，消化管出血の問題も，それだけではなく，すべてにおけるリスク・ベネフィットの中で考えるべきことです．

POINT

- major bleedingとminor bleedingの機序は異なり，minor bleedingに引き続きmajor bleedingが起こる訳ではない．
- モニタリングして処方したワルファリンと比べ，すべてのDOACで頭蓋内出血の発生率が低い．
- しかし，DOACはあくまでもワルファリンとの比較において頭蓋内出血が少ないのであって，抗凝固療法非施行例と比べれば増加する．DOACで脳出血が少ないのではなく，ワルファリンで脳出血が多い．
- 消化管出血に関しては，抗凝固薬が消化管の病変をつくるのではなく，病変のある患者が抗凝固薬を服用すると出血を起こすと考えられる．
- DOACはワルファリンと異なり凝固因子の直接的阻害薬なので，消化管で

- 直接働く.そのため,ワルファリンと比べて,DOACでは消化管出血が増加するリスクがある.
- 日本人は大腸の疾患が少ないので,DOACはワルファリンより消化管出血の頻度も低い.

文献

1) Hori M et al : Rivaroxaban vs. warfarin in Japanese patients with atrial fibrillation : the J-Rocket AF study. Circ J **76** : 2104-2111, 2012
2) Hori M et al : Predictive factors for bleeding during treatment with rivaroxaban and warfarin in Japanese patients with atrial fibrillation : subgroup analysis of J-Rocket AF. J Cardiol, epub ahead of print, 2016
3) Connolly SJ et al : Dabigatran versus warfarin in patients with atrial fibrillation. N Engl J Med **361** : 1139-1151, 2009
4) Patel MR et al : Rivaroxaban versus warfarin in nonvalvular atrial fibrillation. N Engl J Med **365** : 883-891, 2011
5) Connolly SJ et al : Apixaban in patients with atrial fibrillation. N Engl J Med **364** : 806-817, 2011
6) Giugliano RP et al : Edoxaban versus warfarin in patients with atrial fibrillation. N Engl J Med **369** : 2093-2104, 2013
7) Ruff CT et al : Comparison of the efficacy and safety of new oral anticoagulants with warfarin in patients with atrial fibrillation : a meta-analysis of randomized traials. Lancet **383** : 955-962, 2014
8) Saji N et al : Intracranial hemorrhage caused by non-vitamin K antagonist oral anticoagulants (NOACs) : multicenter retrospective cohort study in Japan. Circ J **79** : 1018-1023, 2015
9) Weitz JI et al : Randomised parallel-group, multicenter, multinational phase 2 study comparing edoxaban, an oral factor Xa inhibitor, with warfarin for stroke prevention in patients with atrial fibrillation. Thromb Haemost **104** : 633-641, 2010
10) Larsen TB et al : Efficacy and safety of dabigatran etexilate and warfarin in "real-world" patients with atrial fibrillation : a prospective nationwide cohort study. J Am Coll Cardiol **61** : 2264-2273, 2013

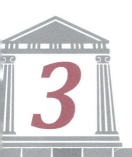

3 なぜDOACにモニタリングが不要なのか
――現状ではDOACのモニタリングは有害無益

A DOACのモニタリングの問題点

　DOACのモニタリングにはよい検査がありません．ダビガトランの血中濃度とAPTTには弱い相関が認められることが知られていますが，カットオフ値は不明です．APTT検査が標準化されていないことも大問題です．使用する試薬で結果はまったく異なります．

　DOACの半減期はワルファリンと比べると短く，どれもだいたい半日前後です．ということは，採血時間で大きな影響を受けるということです．これまでの所，出血の事故のリスクに関係しているといわれているのはトラフの値のみで，ピークの値については不明です．随時採血に関しては，まったくデータがありません．随時に採血しても検査値に大差ないというのは，実際の血中濃度を反映していないからです．随時採血の結果で判断するのは大問題です．

　ダビガトランのRE-LY研究では，トラフのAPTT値が80秒以上の症例に大出血が多かったとされていますが，本当の意味でのカットオフ値は存在しません[1]．エドキサバンのデータでも，出血性イベントに関係するのはトラフ値でした（図1）[2]．PTが多少変動するリバーロキサバンのJ-ROCKET AFでは，出血性イベントのあった症例となかった症例のピークの血中濃度には差が認められませんでした（図2）[3]．少なくとも，ピークの値と出血性イベントの関係を示すエビデンスはありません．健常人を集めてAST，ALTなどの検査を行うと，その検査値は正規分布を示します．これらは統計処理を行って正常値が求められます．しかし，薬剤のモニタリングは異なります．そこから逸脱した場合の事故率の統計からカットオフ値が求められるのであって，検査の正常値を求めるのとは訳が違うのです．ワルファリンのPT-INRの治療域は正常域ではありません．特に凝固能の

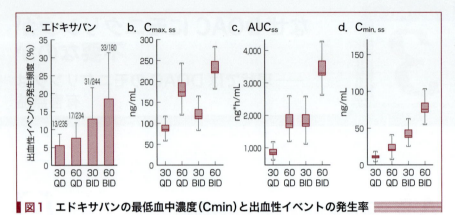

図1 エドキサバンの最低血中濃度（Cmin）と出血性イベントの発生率

エドキサバンの30 mgと60 mgの単回投与（QD）と2回分割投与（BID）で比べると，30 mgの単回投与，60 mgの単回投与，30 mgの2回分割投与，60 mgの2回分割投与の順に出血性イベントの発生が上昇していました（**a**）．出血性イベントの発生率に関係するのは，最高血中濃度（Cmax，ピーク値：**b**）やAUC（**c**）ではなく，最低血中濃度（Cmin，トラフ値：**d**）でした．

［文献2より］

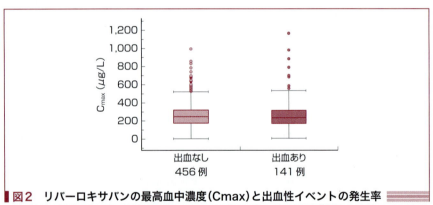

図2 リバーロキサバンの最高血中濃度（Cmax）と出血性イベントの発生率

J-ROCKET AFでは出血性イベントの発生の有無でリバーロキサバンの最高血中濃度（Cmax）には差がありませんでした．リバーロキサバンの最高血中濃度値（Cmax）は出血性合併症の発生には無関係で，最高血中濃度では予測できないことがわかります．

［文献3より］

検査はある視点からみた検査であって，全体をみている訳ではありません．たとえば，アピキサバンを投与してもPT，APTT両方ともあまり変動しません[4]．外因系も内因系も抑制しないとするとアピキサバンは効いていないことになりま

す．しかし，アピキサバンは凝固を抑制します．もし，他の DOAC に APTT や PT を用いてモニタリングするなら，程度の差こそあれ同じようなジレンマが存在します．事故率を下げるには治療域を狭めて少しでも危険な患者を排除すればよいのですが，その結果，大量の脳梗塞を発生させます．カットオフ値には根拠が必要です．そこには，その値を超えた時の事故率と薬剤変更によるリスク・ベネフィットが求められます．根拠のないカットオフ値をいうのは問題があるということです．

B ヘパリンのモニタリング

　アンチトロンビン（AT）は凝固系を抑制します．ヘパリンの抗凝固能は AT を介した作用です．第Ⅶa，第Ⅸa，第Ⅺa，第Ⅻa 因子も抑制しますが，第 Xa 因子とトロンビン（第Ⅱ因子）を抑制するのが主な効果です．ヘパリンは AT に結合して，AT の作用を増強することで抗凝固作用を発揮します．ヘパリンに結合した AT は第 Xa 因子を抑制します．さらに AT とトロンビンの複合体に結合したヘパリンはトロンビンを抑制します．ヘパリンのモニタリングには APTT が用いられますが，個人差が大きいという問題があります．未分画ヘパリンは出血事故も多く，コントロールが難しい薬です．一方，未分画ヘパリンと異なり，低分子ヘパリン（low molecular weight heparin：LMWH）は AT と結合して第 Xa 因子を抑制しますが，糖鎖が短いため，トロンビンとは結合できない（ヘパリン-AT-トロンビン複合体がトロンビンを抑制する）のでトロンビンを抑制しません（図3）．LMWH は血小板（凝固能亢進や platelet factor 4（PF4）分泌）や tissue factor pathway inhibitor（TFPI）などの凝固阻害物質に対する影響も少ないので，出血が少なくモニタリング不要（できない）とされています[5]．LMWH は（AT を介した）間接第 Xa 因子阻害薬であるといえます．モニタリングに関しても，直接第 Xa 因子阻害薬である DOAC と類似した状況であることがわかります．LMWH にはモニタリング不要ですし，しようとしてもできないのです．

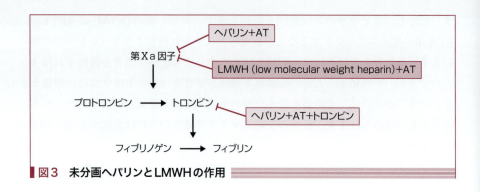

図3 未分画ヘパリンとLMWHの作用

C 凝固因子活性抑制率や血中濃度でDOACの効果を測れるか

　ワルファリンは凝固因子量を減らします．外因系凝固因子量の減少はPTにより，内因系凝固因子の減少はAPTTにより測定しますが，第Ⅶ因子の欠乏状態がより鋭敏にワルファリンの効果を反映するために，通常はPTによりモニタリングします（図4）．

　凝固因子はプロテアーゼです．DOACは直接的に凝固因子を競合により阻害します．酵素の反応速度は基質濃度に依存し，直線関係にはありません．基質濃度が低い時は基質濃度に比例しますが，基質濃度が高くなると基質濃度には無関係となり，基質濃度が無限大の時の反応速度がVmaxで，この関係はMichaelis-Menten kineticsで表されます（図5）．つまり，反応速度（凝固活性）と基質濃度（凝固因子濃度）はパラレルではありません．

　DOACの凝固阻害活性は，DOACの血中濃度だけではなく，阻害する活性化凝固因子濃度および基質である凝固因子濃度により決定されます．DOACの血中濃度だけでは凝固阻害活性はわからず，また，凝固阻害活性を調べても，凝固能（活性化凝固因子濃度）が変化した時の凝固阻害活性はわからないのです（図6，7）．抗Xa活性は，どのように測定しているのでしょうか？　直接第Xa因子阻害薬を服用している患者の血液に，外部より過剰の第Xa因子を添加すると直接第Xa因子阻害薬と第Xa因子が結合します．直接第Xa因子阻害薬の濃度が高いほど，残存する第Xa因子は減少します．残存した第Xa因子をさらに添加した基質試薬と反応させて，産生された物質を測定することで，抗Xa活性を測定しま

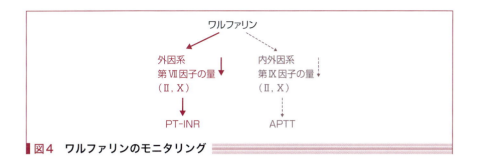

図4 ワルファリンのモニタリング

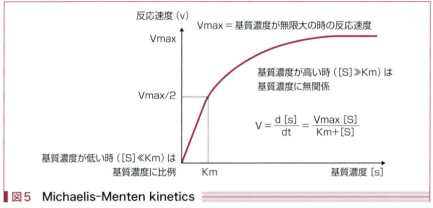

図5 Michaelis-Menten kinetics

Km＝ミカエリス-メンテン定数．

す(図8)[6]．通常，血液中に存在する自己の第Ⅹa因子はほとんどありません．「抗Ⅹa活性」は蛋白と結合せず，遊離した直接第Ⅹa因子阻害薬の血中濃度を反映します．当然のことながら，血液中に存在する自己の第Ⅹa因子量が多いと直接第Ⅹa因子阻害薬と結合した分だけ，測定された抗Ⅹa活性は低下します．エドキサバンのデータをみると，血中濃度が250 ng/mLまでは抗Ⅹa活性の変化はわずかです．250 ng/mLを超えた所から増大するのですが，血中濃度との間に相関が認められていません[7]．血中濃度からは，抗Ⅹa活性の予測さえできないことがわかります(図9)．

　凝固能には常に働いて修復している状態と，アクシデントが起こって爆発的に

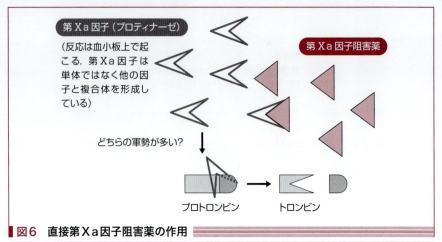

■ 図6　直接第Ⅹa因子阻害薬の作用

活性化第Ⅹa因子は，プロトロンビンを切ってトロンビンにするはさみです．このはさみに直接第Ⅹa因子阻害薬がはまって，切れなくします．抗凝固能は直接第Ⅹa因子阻害薬の濃度だけではなく，第Ⅹa因子および基質であるプロトロンビンの濃度により影響を受けます．DOACの血中濃度だけでは凝固阻害活性はわかりません．

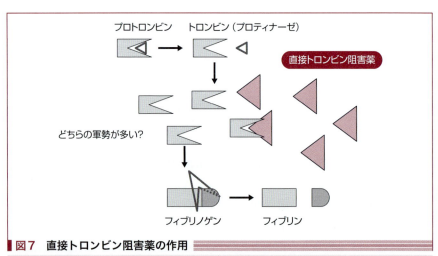

■ 図7　直接トロンビン阻害薬の作用

第Ⅹa因子と同様に，トロンビンもプロティナーゼです．フィブリノゲンを切ってフィブリンにするはさみとして機能します．ダビガトランはトロンビンを直接阻害します．ターゲットとなる酵素は違いますが，第Ⅹa因子阻害薬と同じようにプロティナーゼを阻害する薬剤なので，凝固活性は血中濃度だけではわかりません．

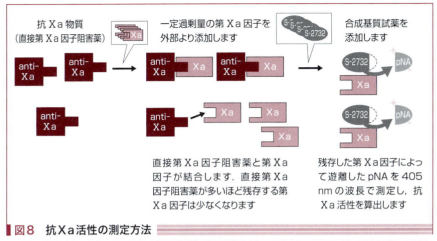

図8 抗Xa活性の測定方法

［文献6より］

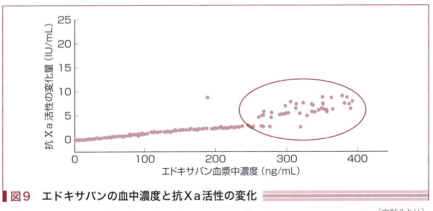

図9 エドキサバンの血中濃度と抗Xa活性の変化

［文献7より］

凝固活性が高まる状態があります．凝固因子の量は凝固能に応じて変化するので，凝固能の抑制はDOACの血中濃度だけでは決まりません．DOACの効果は，凝固活性の亢進した時のほうが弱いのです．常に働いて修復している状態においてDOACは凝固活性を強力に抑制するのでminor bleedingは少なくないのです．DOACのモニタリングがいかに困難なものかがわかります．

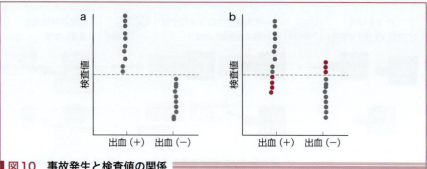

図10 事故発生と検査値の関係

不具合事象を予測しようとした時の検査の感度と特異度は相反します．感度を上げると特異度が下がり，特異度を上げようとすると感度が下がります．完全に識別できる検査があればよいのですが(**a**)，現実には完全な検査はありません．必ず偽陽性，偽陰性が発生します．そこで，最も効率のよいカットオフ値を設定します(**b**)．そこには当然，くい違う患者(●)が出てきますが，多くの患者(●)を救うためには仕方がないのです．

D 事故発生率の問題

検査をする時に，感度，特異度，事故発生率が問題となります．ある疾患や状態を診断する時の検査の感度と特異度は相反します．感度を上げると特異度が下がり，特異度を上げようとすると感度が下がります．完全に識別できる検査があればよいのですが，現実には完全な検査はありません．必ず，偽陽性，偽陰性が発生します．そこで，最も効率のよいカットオフ値を設定します．そこには当然，くい違う患者が出てきますが，多くの患者を救うためには仕方がないのです．そうしなければ，より多くの患者を救えないからです(図10)．

偽陽性，偽陰性を減らす努力も重要ですが，事故発生率を見極めることが重要となります．

例をあげます．健康診断で胸痛を訴える女子高校生がいます．胸痛のある女子高生が狭心症である確率が0.3％だとすると(もっと低いと思いますが)，運動負荷検査の感度70％，特異度70％とすると，胸痛が認められたとしても，検査により検出できる狭心症は$0.3 \times 0.7 = 0.21$％に過ぎません．一方，$(1-0.003) \times 0.3 = 29.91$％の偽陽性者が出ます．これに0.09％の偽陰性者を加えた30％の症例に誤った対応がなされ，亜硝酸剤が処方されたり，シンチグラム検査，CT検査，

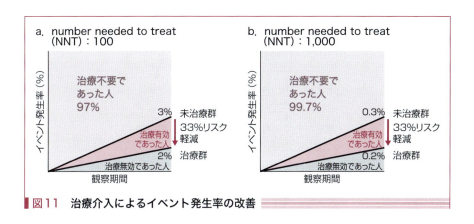

図11 治療介入によるイベント発生率の改善

冠動脈造影検査が行われることにもなります．予想有病率の低い集団には，検査（運動負荷検査）をしてはいけないのです．

母集団の有病率が低い時の検査陽性所見は偽陽性のことが多く，母集団の有病率が高い時の検査陰性所見は偽陰性のことが多いのです．陽性的中率，陰性的中率自体が有病率の影響を受けます．むやみに検査をしてよい訳ではありません．

効いているかどうかわからない状態で薬を使うなどということはありえないという意見もあります．ある疾患を放置した場合，1年間に3％イベントが起こり（たとえば，高血圧による脳卒中発生），治療することによりイベント発生率を2％に減らすことができたとします（図11a）．この治療によるリスク軽減は33％ということになります．この治療をしなくても100−3＝97％の人はイベントが起こらないのですから，治療は無用です．2％の患者は，治療してもイベントを防げなかったのですから結果的には治療は無用だったことになります．つまり，治療が有効であったのは3−2＝1％に過ぎません．こんなことが許されるのは図11a中のどの群に入るのか事前にはわからないからです．それでは，ある疾患を放置した場合，1年間に0.3％イベントが起こり（DOAC投与時の頭蓋内出血発生率），治療することによりイベント発生率を0.2％に減らすことができた場合はどうでしょうか（図11b）．この治療によるリスク軽減も33％ということになり，同じです．同様に，治療が不要であった人は100−0.3＝99.7％，治療が無効であった患者は0.2％で，有効であったのは0.3−0.2＝0.1％になります．治療の評価にはリスク軽減率だけでは不十分なことがわかります．そこで，

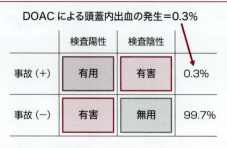

図12 検査の結果と事故の発生の関係

検査結果と有害事象の有無により，4つの群に分類できます．検査が陽性で，実際に事故が起こった群では検査は有用です．検査が陰性で，実際に事故が起こらなかった群では，実は検査は不要だったのです．一方，検査が陽性だが事故は起こらなかった偽陽性群と検査は陰性だが事故が起こってしまった偽陰性群では，検査は有害であったことになります．DOACにおいて，モニタリングしていなくても頭蓋内出血の発生率は低いので，大部分は事故(−)群になります．カットオフ値がはっきりしない状態で行うと，有害群を増やします．少なくとも頭蓋内出血の予測のためには検査をすべきではないことがわかります．

1人を助けるために，何人を治療しなくてはならないかを求めたのがnumber needed to treat（NNT）の概念です．前者のNNTは100，後者のNNTは1,000となります．こんな治療はとても見合いません．それでは，検査やモニタリングではどうでしょうか？ アウトカムの改善しない検査やモニタリングは有害無益です．

　検査の陽性，陰性と（出血）事故のある（＋），なし（−）で4つのカラムに分類できます．検査陽性で実際に事故があった群だけが検査有効で，検査陰性で事故のなかった群は，結果的には検査の意味がなかった症例です．そして，検査結果と事故の有無がくい違った群は，検査が有害であった群です（図12）．ダビガトランのRE-LY研究の結果[1]，ワルファリンにおいてはPTでモニタリングしても頭蓋内出血が0.8％起こっています．ダビガトランの1日220 mg投与群ではモニタリングしなくとも頭蓋内出血の発生率は0.23％に過ぎないのです．抗凝固療法未施行の頭蓋内出血の発生率を0.15％とすると，仮に完全なモニタリング方法があっても，それで救われるのは0.23−0.15＝0.08％に過ぎません（図13）．また，ダビガトラン300 mg/日投与でも頭蓋内出血の発生率は0.32％に過ぎず，完全なモニタリング方法があっても，それで救われるのは0.32−0.15＝0.17％に過ぎません．いずれのDOACも頭蓋内出血の発生はワルファリンと比較して半

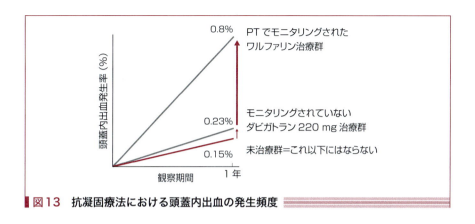

図13 抗凝固療法における頭蓋内出血の発生頻度

減しています．DOACにおいて，頭蓋内出血の発生率は低いので大部分は事故のなかった群になります．カットオフ値がはっきりしない状態で行うと，検査陽性で事故が起こらなかった群と検査は陰性だが事故は起こってしまった群を増やします．満足なモニタリング方法のない現在，少なくとも頭蓋内出血の予防のためのモニタリングは有害無益です．重篤な出血に関しても，モニタリングしたワルファリンと比較して，モニタリングしないDOACのほうが事故発生率は低いのです．もし，DOACをモニタリングしなければならないなら，ワルファリンはモニタリングしても使用できないことになります．DOACのモニタリングは，凝固検査より腎機能など他の因子のほうがより重要といえます．

DOACのモニタリングは有害無益

　モニタリングができるに越したことはありません．しかし，できないモニタリングを根拠もなく行うことは有害です．カットオフ値には根拠が必要です．そこには，その値を超えた時の事故率と薬剤変更によるリスク・ベネフィットが求められます．DOACにはアウトカムを改善できるモニタリング方法は今の所存在しません．抗凝固療法の敷居を上げるだけで，不完全なモニタリングにより事故率を下げることも脳梗塞の予防もできないのでは，やらないほうがましです．凝固因子の欠乏状態をみるこれまでの指標ではDOACのモニタリングは無理で

しょう．また，直接酵素活性の阻害薬であるDOACの効果は，凝固能の状態で変化する基質濃度の影響を強く受けるので，薬の血中濃度や凝固因子活性抑制率でもモニタリングは困難であると思われます．

POINT

- ワルファリンのモニタリングは有効性や事故の予測のために行うのではなく，用量調節のために行う．モニタリングは必要条件であって，メリットではない．
- ワルファリンのモニタリングに利用するPT-INRの信頼性は低い．
- PT-INRは第Ⅶ因子の欠乏状態をみる検査であり，他のビタミンK依存性因子(第Ⅱ，第Ⅸ，第Ⅹ)の欠乏状態は反映されない．
- PT-INRはビタミンK依存性凝固因子の欠乏状態が定常状態に達している時にしか正確に凝固能抑制の程度を示せない．
- ワルファリンはビタミンK依存性凝固因子の量を減らすことで作用するが，DOACは凝固因子の量を減らすことはなく，競合阻害により凝固能を抑制する．
- 凝固因子の欠乏状態をみる凝固系検査では，DOACのモニタリングはできない．
- モニタリングはできるに越したことはない．しかし，モニタリングしなくても，事故率が高くないうえに，よいモニタリング方法がなくカットオフ値のないDOACのモニタリングは有害無益である．**できないことはできない！**
- モニタリングして使用するワルファリンより，モニタリングしないで使うDOACのほうが安全である．
- DOACのモニタリングは事故率を下げないばかりか，必要な患者に適切な抗凝固療法を行わない結果，脳梗塞の発生率を上昇させるリスクがある．
- モニタリング不要ということは抗凝固療法の敷居を下げるので，適切な治療の普及に役立つ．

文　献

1) Connolly SJ et al : Dabigatran versus warfarin in patients with atrial fibrillation. N Engl J Med **361** : 1139-1151, 2009

2) Weitz JI et al : Randomised parallel-group, multicenter, multinational phase 2 study comparing edoxaban, an oral factor Xa inhibitor, with warfarin for stroke prevention in patients with atrial fibrillation. Thromb Haemost **104** : 633-641, 2010
3) Kaneko M et al : Confirmation of model-based dose selection for a Japanese phase III study of rivaroxaban in non-valvular atrial fibrillation patients. Drug Metab Pharmacokinet **28** : 321-331, 2013
4) Granger CB et al : Apixaban versus warfarin in patients with atrial fibrillation. N Engl J Med **365** : 981-992, 2011
5) Fustar V et al : ACC/AHA/ESC 2006 guidelines for the management of patients with atrial fibrillation-executive summary : a report of the American College of Cardiology/American Heart Association task force on practice guidelines and the European Society of Cardiology Committee for practice guidelins (writing committee to revise the 2001 guidelines for the management of patients with atrial fibrillation). Eur Heart J **27** : 1979-2030, 2006
6) Ikeda K et al : Clinical implication of monitoring rivaroxaban and apixaban by using anti-factor Xa assay in patients with non-valvular atrial fibrillation. J Arrhythm **32** : 42-50, 2016
7) Ogata K et al : Clinical safety, tolerability, pharmacokinetics, and pharmacodynamics of the novel factor Xa inhibitor edoxaban in healthy volunteers. J Clin Pharmacol **50** : 743-753, 2010

DOACの各論

　DOACを使用すると決めた場合，次にどのDOACを選択するかを決める必要があります．現在，4種類のDOACが使用可能です（**表1**）．しかし，DOACのすべての開発治験は，ワルファリンとの比較であって，DOAC間の直接比較検討はまったくありません．したがって，DOAC間の優劣を比較することはできません．ワルファリンとの比較しか判断材料はないのです．

　現在手に入る情報からはDOAC間の優劣を判断することは困難です．「第Ⅲ章-1」の項で解説したとおり，どのDOACの成績も似ているのです．

　DOACは腎排泄率以外，偶然ですがよく似ています．細かいことを覚えるのは困難ですし状況により変化するので，単純化しましょう．半減期は半日で，最大効果は数時間以内（2～3時間）に得られます．脳梗塞予防効果はワルファリンと同等もしくはそれ以上で，頭蓋内出血は半分以下，重篤な出血は同等もしくはそれ以下ですが，軽度の出血はまれではありません．腎排泄率はダビガトラン＞＞エドキサバン＞リバーロキサバン＞アピキサバンで，この順に腎機能の影響を受けます．ただし，いずれのDOACも腎機能の影響を無視できません．また，腎代謝のないワルファリンが，出血の点でむしろ腎機能の影響を強く受けることを考えると，腎排泄が少ないほど腎機能低下の影響が少ないとは必ずしもいえません．本来は用量で対応できる問題かもしれません．腎排泄が少ないということは肝臓など別の代謝経路があることを意味します．1つの経路に障害が起こっても他の経路が残るので安全であるという考えがある一方，どの経路が障害を受けても影響を受けるとも考えられます．代謝経路は複雑になればなるほど，予測が困難になります．その意味では，代謝経路は単純なほうが安全ともいえます．とにかく，結局は結果がすべてです．巨視的にみれば，各DOAC間の差はワルファリンとの差と比べれば大きなものではありません．

　各薬剤の詳細はインタビューフォームをみれば知ることができますし（Webで

表1 DOACの一覧表

	ダビガトラン	リバーロキサバン	アピキサバン	エドキサバン
開発会社	ベーリンガーインゲルハイム	バイエル薬品	ブリストル/ファイザー	第一三共
作用機序	トロンビン阻害	第Xa因子阻害	第Xa因子阻害	第Xa因子阻害
プロドラッグ	yes	no	no	no
生体利用率(%)	6.5	80	60	62
用量	1日2回	1日1回	1日2回	1日1回
半減期(時間)	12〜14	7〜11	12	9〜11
腎排泄率(%)	80	33	27	50
モニタリングの必要性	no	no	no	no
薬物相互作用	P糖蛋白	P糖蛋白 CYP3A4	P糖蛋白 CYP3A4	P糖蛋白 CYP3A4

閲覧できます),開発臨床治験は医学雑誌に掲載されています.

A ダビガトラン(プラザキサ®)

1 ダビガトランとは

　ダビガトラン(プラザキサ®)は,はじめて臨床使用可能となったDOACで,現在の所,唯一の経口直接トロンビン阻害薬です.発売からの時間が最も長いこともあり,その分エビデンスも多く報告されています.ダビガトランは消化管からの吸収がわるく,腸管からP糖蛋白でどんどん排泄されます(図1).消化管より吸収されたプロドラッグのダビガトランエテキシラートはすみやかに加水分解を受けてダビガトランに変換されますが,P糖蛋白により排泄されます.キニジン,ベラパミル,アミオダロンなどのP糖蛋白阻害薬(P糖蛋白により排泄される薬)は競合阻害によりダビガトランの排泄を阻害するので,ダビガトランの血中濃度が上昇します.P糖蛋白阻害薬を併用する場合は,ダビガトランの投与量を減らす必要があります.強力なP糖蛋白阻害薬であるイトラコナゾールの併用は禁忌です.しかし,ダビガトランは肝代謝をほとんど受けません.CYPの影響をまったく受けないことは,併用薬の点で有利です.

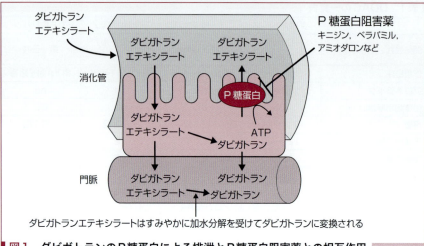

図1　ダビガトランのP糖蛋白による排泄とP糖蛋白阻害薬との相互作用

消化管より吸収されたダビガトランエテキシラートは，すみやかに加水分解を受けてダビガトランに変換されますが，P糖蛋白により排泄されます．キニジン，ベラパミル，アミオダロンなどのP糖蛋白阻害薬（P糖蛋白により排泄される薬）は競合阻害によりダビガトランの排泄を阻害するので，ダビガトランの血中濃度が上昇します．P糖蛋白阻害薬を併用する場合は，ダビガトランの投与量を減らす必要があります．エドキサバンにも同様の現象が起こります．

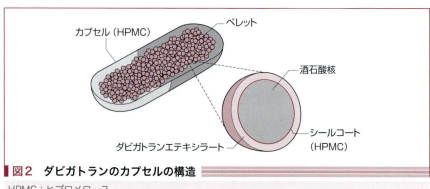

図2　ダビガトランのカプセルの構造

HPMC：ヒプロメロース．

　酸性環境で吸収率が高まるという性質があり，吸収率を上げるために，胃の中で確実に放出されるように酒石酸の核の周りにダビガトランエテキシラートをコーティングした粒子がカプセル内に納められています．これが，ディスペプシアの原因となっています（図2）．吸湿性が高く，シートから出されると保存性が

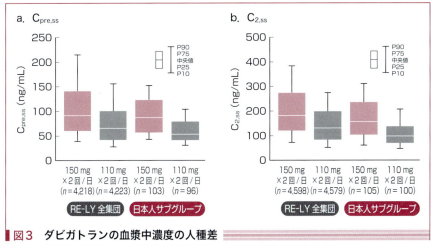

図3　ダビガトランの血漿中濃度の人種差

$C_{pre,ss}$：定常状態でのダビガトラン投与前のダビガトラン血漿中濃度．
$C_{2,ss}$：定常状態でのダビガトラン投与2時間後のダビガトラン血漿中濃度（ほぼ最大血漿中濃度に相当）．
RE-LY全集団と日本人サブグループ間に大きな差は認められませんでした．

［文献1より］

悪化します．胃管からの注入は困難です．カプセルが大きいので飲みにくいという欠点があります．生体利用率が6.5％と低いにもかかわらず，体格による血中濃度の差は大きくないことが報告されています（**図3**）[1]．半減期は12～17時間で腎排泄率80％以上です．最高血中濃度到達時間は2時間で，すみやかに効果を発現します．蛋白結合率35％で，DOACで唯一，透析で除去可能です．日本人の腸管が白人と比べると長いこともP糖蛋白による排泄に影響があるかもしれません．

2 ディスペプシアの対策

多めの水で服用する，食事中に服用するなどの工夫で軽減可能です．逆流性食道炎の診断は臨床症状だけでも可能ですので，PPIの併用も有効です．

3 RE-LY研究[2]

ダビガトランの国際臨床治験がRE-LY研究です．対象患者18,113人の平均年齢は71歳で$CHADS_2$スコア0～6点すべて含まれ，平均2.1～2.2でした（**表2**）．

■表2　RE-RY研究の患者背景

	ダビガトラン 150 mg×2/日	ダビガトラン 110 mg×2/日	ワルファリン
患者数	6,076	6,015	6,022
平均年齢(歳±SD)	71.5±8.8	71.4±8.6	71.6±8.6
男性(%)	63.2	64.3	63.3
$CHADS_2$スコア(平均値±SD) 　0または1 (%) 　2　　　　(%) 　3〜6　　(%)	2.2±1.2 32.2 35.2 32.6	2.1±1.1 32.6 34.7 32.7	2.1±1.1 30.9 37.0 32.1
脳卒中/TIA既往歴(%)	20.3	19.9	19.8
心筋梗塞既往歴(%)	16.9	16.8	16.1
慢性心不全(%)	31.8	32.2	31.9
アスピリン併用(ベースライン時)(%)	38.7	40.0	40.6
長期VKA療法[*](%)	50.2	50.1	48.6

[*] 長期VKA(ビタミンKアンタゴニスト)療法は，総VKA投与日数が61日以上とする

［文献2より］

　ダビガトラン 110 mg×2 回（1 日 220 mg），ダビガトラン 150 mg×2 回（1 日 300 mg），ワルファリンの 3 群に無作為に分けられ，probe 法により実施されました（図4）．二重盲検法ではないことには注意を要します．しかし，処方している薬がワルファリンかどうかわからない状態でワルファリン処方をコントロールするのは大変なことです．ワルファリンのような薬にとっては，二重盲検自体が不利になる可能性があります．ダビガトラン 220 mg 投与は減量基準ではありません．その結果，ワルファリンと比較して，脳梗塞または全身性塞栓症の発生は 1 日 220 mg 投与で非劣勢，1 日 300 mg 投与で有意に低値でした（図5）．一方，大出血の発生率はワルファリンと比較して，1 日 300 mg 投与で非劣勢，1 日 220 mg 投与で有意に低値でした（図6）．ただし，消化管出血はワルファリンより有意に高率でした．また，頭蓋内出血の発生率はワルファリンと比較して 220 mg，300 mg ともに有意に低く，300 mg では 59％，220 mg では 70％のリスク軽減が示されました（図7）．有害事象（表3）としては，ディスペプシアが 11〜12％と高くなっています．

　米国においては，米国食品医薬品局（FDA）はリスク・ベネフィットを重視し，ダビガトランは 1 日 300 mg と腎機能低下例に対する 150 mg のみを承認して 220 mg は承認しませんでした．意外なことに米国では，投与可能な腎機能の下

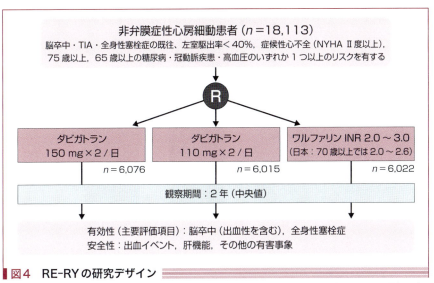

図4 RE-RYの研究デザイン

[文献2より]

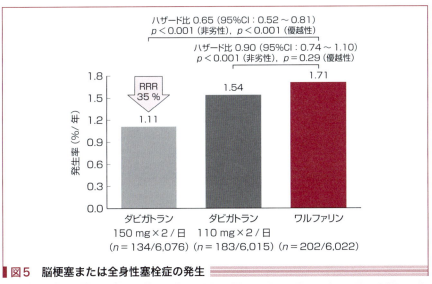

図5 脳梗塞または全身性塞栓症の発生

RRR：相対リスク減少．

[文献2より]

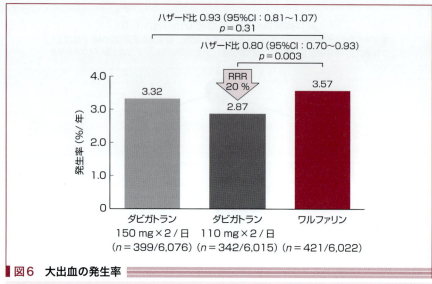

図6 大出血の発生率
RRR：相対リスク減少. ［文献2より］

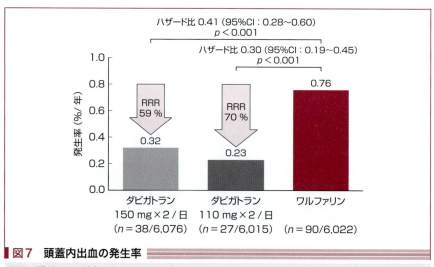

図7 頭蓋内出血の発生率
RRR：相対リスク減少. ［文献2より］

限値にDOAC間の差はありません．

日本における推奨は：

表3　ダビガトランの有害事象

	ダビガトラン 150 mg×2/日(%)	ダビガトラン 110 mg×2/日(%)	ワルファリン(%)
患者数	6,079	6,015	6,022
ディスペプシア*	11.3	11.8	5.8
めまい	8.3	8.1	9.4
呼吸困難	9.5	9.3	9.7
末梢浮腫	7.9	7.9	7.8
倦怠感	6.6	6.6	6.2
咳	5.7	5.7	6.0
胸痛	6.2	5.2	5.9
背痛	5.2	5.3	5.6
関節痛	5.5	4.5	5.7
鼻咽頭炎	5.4	5.6	5.6
下痢	6.5	6.3	5.7
心房細動	5.9	5.5	5.8
尿路感染	4.8	4.5	5.6
上気道感染	4.7	4.8	5.2

ディスペプシア：上腹部痛，腹部痛，腹部不快感，消化不良
* $p<0.001$：ダビガトラン vs. ワルファリン

［文献2より］

❶ 70歳未満，クレアチニン・クリアランス≧50 mL/分の場合，1日150 mg×2回
❷ 70歳以上，もしくはクレアチニン・クリアランス＜50 mL/分の場合，1日110 mg×2回
❸ クレアチニン・クリアランス＜30 mL/分の場合，禁忌

となっています．

　ダビガトランの腎排泄率が高いために，必要以上に警戒される傾向があります．たしかに，ダビガトラン1日110 mg×2回投与時のワルファリンと比較した大出血の発生率はクレアチニン・クリアランス40 mL/分以下でワルファリンより高くなりますが，ワルファリンと比較した脳卒中/全身性塞栓症の抑制効果は，腎機能が低下した症例ほど有効で，リスク・ベネフィットを考えれば，クレアチニン・クリアランス30 mL/分以上であれば，大きな問題はないことがわかります（図8）．出血の頻度は，あくまでもワルファリンとの比較であって，ワル

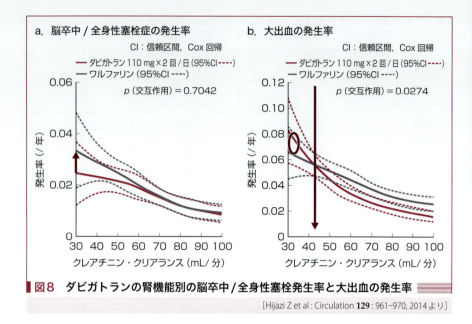

図8 ダビガトランの腎機能別の脳卒中/全身性塞栓発生率と大出血の発生率

[Hijazi Z et al : Circulation **129** : 961-970, 2014 より]

ファリンの出血率も腎機能低下とともに上昇することを忘れてはいけません．抗凝固療法により出血は必ず増加するのです．本当は，何もしなかった（プラセボ）時と比べて，出血の増加と脳卒中/全身性塞栓症の抑制効果を比較しなければいけないのです．そして，ダビガトラン1日110 mg×2回投与時の頭蓋内出血の発生率は，高齢者であっても，ほとんど増加していません（**図9**）．

4 ダビガトラン市販後のリアルワールドの成績

市販後のリアルワールドの成績が，大規模臨床治験の成績と大きく異なったり，思わぬ副作用が発見されることがあります．ダビガトランは市販後のリアルワールドの成績が数多く報告されています．

2010～2012年に米国のメディケアを利用してダビガトランもしくはワルファリンを新規に処方された134,000人のデータを解析した報告では，ダビガトランの有効性と安全性はRE-RY研究の結果とほぼ一致していることが示されました[3]．危惧されていた心筋梗塞の発症は増加しておらず，ワルファリンと比べて全死亡率は有意に低下していました．一方，消化管出血はワルファリンより有意

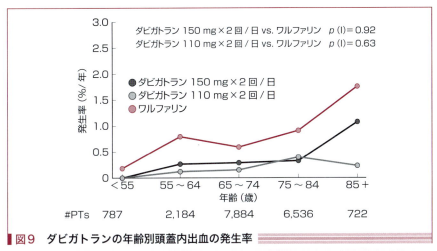

図9　ダビガトランの年齢別頭蓋内出血の発生率

ダビガトラン1日110 mg×2回投与時の頭蓋内出血の発生率は高齢者であっても，ほとんど増加していません．

[Eikelboom JW et al : Circulation **123** : 2363-2372, 2011より]

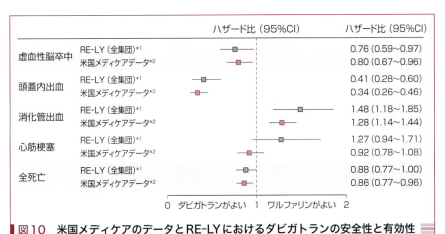

図10　米国メディケアのデータとRE-LYにおけるダビガトランの安全性と有効性

*1：ダビガトラン 150 mg×2回/日，*2：ダビガトラン 150 mg×2回/日，75 mg×2回/日

[文献3より]

に増加していました（図10）．ワルファリンと異なり，消化管で直接効いてしまうことが関係しているものと考えられます．このことは，すべてのDOACに共通しています．日本人を含むアジア人では大腸の疾患は少ないので，消化管出血

4. DOACの各論　***115***

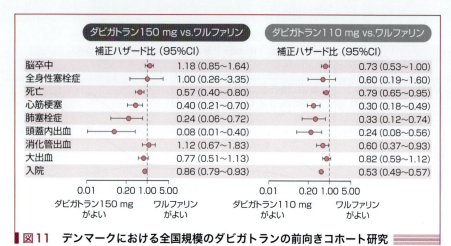

図11　デンマークにおける全国規模のダビガトランの前向きコホート研究

※ダビガトラン2用量それぞれと傾向スコアマッチした．
対象：　2011年8月〜2012年6月にダビガトラン，あるいは2009年8月〜2010年6月にワルファリンが新規に処方された非弁膜症性心房細動患者．
方法：　デンマークの登録データベースから，ダビガトラン群およびダビガトラン群と傾向スコアでマッチングしたワルファリン群を1：2の割合で同定し，ダビガトラン両用量群およびワルファリン群におけるイベント（血栓性イベント，出血性イベント，死亡）の発生率を比較検討した．
安全性：ダビガトラン 150 mg・110 mg・ダビガトラン 150 mgと傾向スコアマッチしたワルファリン・ダビガトラン 110 mgと傾向スコアマッチしたワルファリンにおける各イベントの発現率(%/100年)は次のとおりである．頭蓋内出血0.1・0.3・0.7・1.0，消化管出血1.5・1.2・1.5・2.1，外傷性出血0・0.2・0.3・0.2，大出血2.2・2.8・2.9・3.5．

[文献4より]

もワルファリンより少ないというデータが数多く発表されています．
　デンマークにおける全国規模の前向きコホート研究をプロペンシティ・マッチングで比較した報告では，脳卒中/全身性塞栓症の発症抑制効果は，ワルファリン群とダビガトラン両用量群で同程度でした[4]．死亡および心筋梗塞のリスクは，ダビガトラン両用量群でワルファリン群に比べて有意に低下していました．また，大出血の発現リスクはワルファリン群と比べて，ダビガトラン両用量群で同程度でした．頭蓋内出血の発現リスクはワルファリン群と比べてダビガトラン両用量群で有意に低下しており，消化管出血の発現リスクは，ワルファリン群と比べてダビガトラン110 mg×2群で有意に低下していました（図11）．この報告では，消化管出血の発現リスクも，ワルファリン群と比べてダビガトラン110 mg×2群で有意に低下していましたが，日本と同様に，ダビガトラン220 mg/日の投与が承認されて使用可能であったことが関係しているのかもしれません．

ダビガトランの特徴

脳梗塞の予防効果が非常に高い．
ワルファリンと比べて，頭蓋内出血の発生頻度がきわめて少ない．
腎排泄率が高いので腎機能低下例では注意を要するが，クレアチニン・クリアランス30 mL/分以上であれば使用できる．
米国では消化管出血の増加が問題となったが，日本を含む他の国ではワルファリンよりむしろ少ない．

B　リバーロキサバン（イグザレルト®）

1　リバーロキサバンとは

　リバーロキサバン（イグザレルト®）は，1日1回投与の第Xa因子阻害薬です．投与量の2/3が肝臓で代謝され，1/3が未変化体のまま腎臓から排泄されます．P糖蛋白とCYP3A4の代謝を受けますが，薬との相互作用は比較的少なく，リトナビル，アタザナビル，インジナビルなどのHIVプロテアーゼ阻害薬と，イトラコナゾール，ボリコナゾール，ケトコナゾールなどのフルコナゾールを除くアゾール系抗真菌薬が併用禁忌となっている以外に併用禁忌はありません．リバーロキサバンの生体利用率はほぼ100％と高いのですが，血中濃度はダビガトランと異なり，強く体格の影響を受ける可能性があります．実際，リバーロキサバンはシミュレーションをもとに，日本人の投与量が1日20 mgから15 mgに減量されました．

2　ROCKET AF[5]

　リバーロキサバンの国際開発治験がROCKET AFです．リバーロキサバン20 mg/日の1日1回投与と，クレアチニン・クリアランス＜50 mL/分の減量基準を満たした症例には15 mg/日の1日1回投与がされました．無作為割り付け，二重盲検，前向き研究です（図12）．14,264例の平均年齢73歳，CHADS$_2$スコア2点以上のみ，平均3.5で，55％が脳卒中/TIA/全身性塞栓症の既往がある

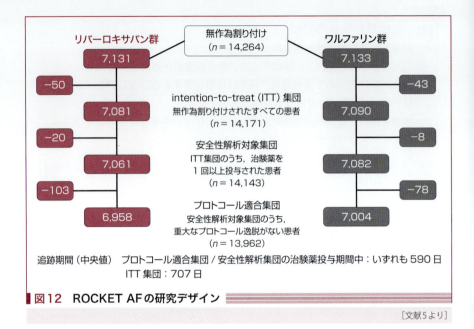

図12　ROCKET AFの研究デザイン

［文献5より］

高リスク例です（表4）．すべてのDOACの開発治験で最も高齢かつ重症例を対象としています．当然のことながら，結果に大きな影響を与えるので，他のDOACの開発治験の結果と単純な比較はできません．ワルファリンの適応はCHADS$_2$スコア2点以上ですので，対象を2点以上とするのはワルファリンに対してフェアです．ROCKET AFの結果，脳卒中または全身性塞栓症の有効性主要評価項目においてワルファリンに対して非劣性が証明されました．重大な出血事象または重大ではないが臨床的に問題となる出血事象の安全性主要評価項目においてもワルファリンに対して非劣性が証明されています（図13）．ワルファリンより他のメリットがあるなら，効果と安全性がワルファリン同等なら十分であると考えられます．

3 J-ROCKET AF[6]

国外第Ⅱ相試験で，体の大きさによりリバーロキサバンの血中濃度に差が出ることが示され，体格の小さい日本人にはリバーロキサバン20mgでは多過ぎると考えられました．また，日本のガイドラインでは70歳以上の高齢者ではPT-INR

表4 ROCKET AF患者背景

	リバーロキサバン ($n=7,131$)	ワルファリン ($n=7,133$)
CHADS$_2$スコア，平均値±SD	3.48±0.94	3.46±0.95
2, n(%)	925(13.0)	934(13.1)
3, n(%)	3,058(42.9)	3,158(44.3)
4, n(%)	2,092(29.3)	1,999(28.0)
5, n(%)	932(13.1)	881(12.4)
6, n(%)[*1]	123(1.7)	159(2.2)
合併疾患，n(%)		
脳卒中/TIA/全身性塞栓症の既往	3,916(54.9)	3,895(54.6)
うっ血性心不全	4,467(62.6)	4,441(62.3)
高血圧	6,436(90.3)	6,474(90.8)
糖尿病	2,878(40.4)	2,817(39.5)
心筋梗塞の既往[*1]	1,182(16.6)	1,286(18.0)
末梢血管疾患	401(5.6)	438(6.1)
慢性閉塞性肺疾患	754(10.6)	743(10.4)
クレアチニンクリアランス(mL/分)[*2]	67(52〜88)	67(52〜86)

[*1] $p<0.05$，[*2] 中央値(第一四分位−第三四分位)

[文献5より]

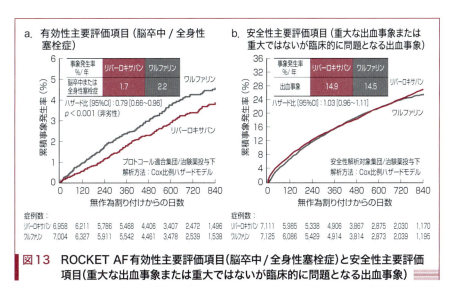

図13 ROCKET AF有効性主要評価項目(脳卒中/全身性塞栓症)と安全性主要評価項目(重大な出血事象または重大ではないが臨床的に問題となる出血事象)

[文献5より]

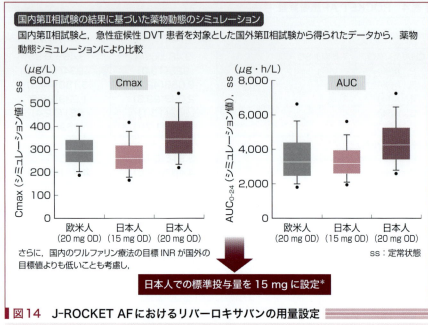

図14 J-ROCKET AFにおけるリバーロキサバンの用量設定

＊ クレアチニン・クリアランスが 30〜49 mL/分の患者には10 mg．
国外第Ⅱ相試験からのシミュレーションで，日本人ではリバーロキサバン 15 mg，10 mgが国際治験における20 mg，15 mgに相当すると考えられました．

［文献7より］

が1.6〜2.6のワルファリンのコントロールが推奨されています．そこで，シミュレーションの結果より，用量を15 mg（クレアチニン・クリアランス＜50 mL/分の減量基準では10 mg）に設定し（図14）[7]，70歳以上の高齢者ではPT-INRワルファリンのコントロールの目標値を1.6〜2.6とする独自のプロトコールで行うこととしました．それがJ-ROCKET AFです（図15）．患者背景は平均年齢71歳，$CHADS_2$スコア2点以上で平均3.2〜3.3，63〜64％が脳卒中/TIA/全身性塞栓症の既往があるROCKET AFと同様の高リスク例です（表5）．

J-ROCKET AFの結果，重大な出血事象または重大ではないが臨床的に問題となる出血事象の安全性主要評価項目において，ワルファリンに対してリバーロキサバンの非劣性が証明されました（図16）．脳卒中または全身性塞栓症の有効性主要評価項目において，ワルファリンに対してリバーロキサバンの非劣性が証

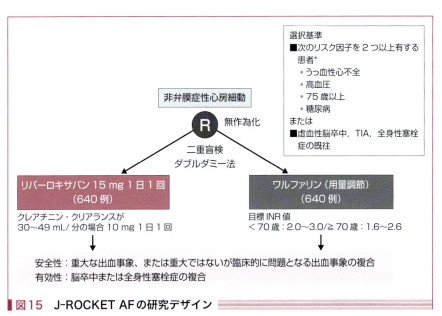

図15　J-ROCKET AFの研究デザイン

＊ リスクが2つの患者が全体の10％に達した場合は，以後は3つ以上または虚血性脳卒中，TIA，全身性塞栓症の既往がある患者とする．

[文献6より]

表5　J-ROCKET AFの患者背景

	リバーロキサバン ($n=639$)	ワルファリン ($n=639$)
年齢(範囲)	71.0(34〜89)	71.2(43〜90)
女性(％)	17.1	21.8
ワルファリン使用歴あり(％)	90.3	89.7
アスピリン使用歴あり(％)	38.0	34.7
$CHADS_2$ スコア(平均)	3.27	3.22
うっ血性心不全(％)	41.3	40.2
高血圧(％)	79.5	79.5
年齢75歳以上(％)	39.4	38.5
糖尿病(％)	39.0	37.1
脳卒中/TIA/全身性塞栓症(％)	63.8	63.4
クレアチニン・クリアランス(％)		
＜50　　mL/分	22.1	22.4
50〜80　mL/分	51.3	51.3
＞80　　mL/分	26.6	26.3

安全性解析対象集団

[文献6より]

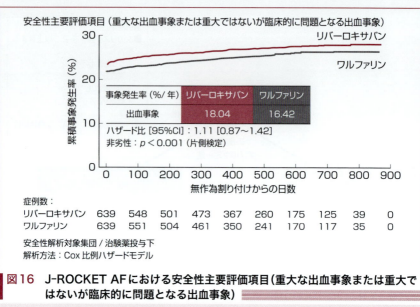

図16 J-ROCKET AFにおける安全性主要評価項目（重大な出血事象または重大ではないが臨床的に問題となる出血事象）

[文献6より]

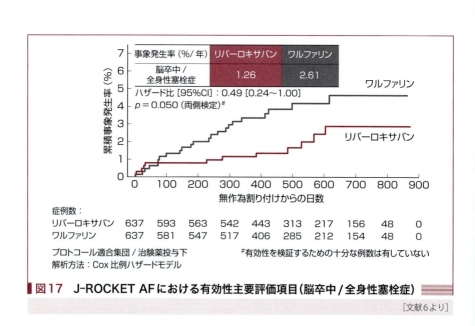

図17 J-ROCKET AFにおける有効性主要評価項目（脳卒中/全身性塞栓症）

[文献6より]

表6　J-ROCKET AFにおける重大な出血事象の発生状況（出血部位）

	発生例数（発生率）	
	リバーロキサバン(n=639)	ワルファリン(n=639)
上部消化管	6(0.9%)	12(1.9%)
頭蓋内	5(0.8%)	10(1.6%)
関節内	4(0.6%)	1(0.2%)
眼内／網膜	3(0.5%)	2(0.3%)
鼻出血	2(0.3%)	2(0.3%)
下部消化管	1(0.2%)	3(0.5%)
血腫	1(0.2%)	2(0.3%)
筋肉内	1(0.2%)	0(0.0%)
血尿	1(0.2%)	0(0.0%)
直腸	1(0.2%)	0(0.0%)
皮膚	1(0.2%)	0(0.0%)
その他	0(0.0%)	1(0.2%)

安全性解析対象集団／治験薬投与下

［文献6より］

明されました（図17）．なお，本来の予防目的である虚血性脳梗塞においては，有意差をもってワルファリンに対するリバーロキサバンの有効性が示されましたが，症例数が少ないので評価には慎重を要します．少なくとも，日本人におけるワルファリンに対するリバーロキサバンの非劣性が示されたので十分であると思われます．重大な出血事象の発生状況（出血部位）をみると，頭蓋内出血はワルファリンの半分です（表6）．懸念された上部，下部消化管出血も多くありませんでした．日本人に合わせたJ-ROCKET AFの設定で，リバーロキサバンを有効かつ安全に使用することができることが示されました．

4　リバーロキサバンのリアルワールド

　日本における総数10,038例の市販後調査の結果が論文化されています[8]．CHADS$_2$スコアの平均は2点で，48.9％が75歳以上でした．6ヵ月の追跡を完了したのは1,039例でした．大出血および臨床上問題となる出血は1,035例中36例，脳卒中，全身性塞栓症，心筋梗塞の複合エンドポイントは1,034例中6例と，リアルワールドにおける有効性と安全性が示されました．本来常用量である15 mgを投与されるべき症例の約1/4に低用量の10 mgが投与されていました．

その後の7,083例の解析結果では頭蓋内出血は30例0.50％で，危惧された高齢者（≧75歳）でも0.57％，腎機能低下例（クレアチニン・クリアランス30～49 mL／分）でも0.80％，脳卒中／TIA既往例でも1.03％と，ROCKET AF，J-ROCKET AFよりもむしろ低値であることが示されています．

> **リバーロキサバンの特徴**
> - 1日1回投与．
> - 高リスク例，2次予防のエビデンスが明確である．
> - 開発治験の対象が最も高リスク例であるので，他のDOACと比べてワルファリンとの差が大きくないが，それでも同等の効果と安全性が示されている．

C アピキサバン（エリキュース®）

1 アピキサバンとは

　アピキサバン（エリキュース®）は1日2回投与の第Ⅹa因子阻害薬です．腎排泄率が27％とDOACの中で最も低く，蓄積性に対する腎機能の影響が最も少ないDOACです．体格の影響も少ないとされています．分布容積は約21 Lと比較的高い薬です．P糖蛋白，CYP3A4の代謝を受けますが，薬との相互作用は比較的少なく，フルコナゾールを除くイトラコナゾール，ポリコナゾール，ケトコナゾールなどのアゾール系抗真菌薬，リトナビルなどのHIVプロテアーゼ阻害薬と，マクロライド系抗菌薬，リファンピシン，フェニトイン，カルバマゼピン，フェノバルビタール，セント・ジョーンズ・ワートが併用注意となっている以外に併用禁忌薬はありません．生体利用率が60％ですが，ダビガトランと同様に体格による血中濃度の差が大きくないことが報告されています．生体利用率が低くともそれなりに安定していれば，血中濃度の変動は少ないのかもしれません．

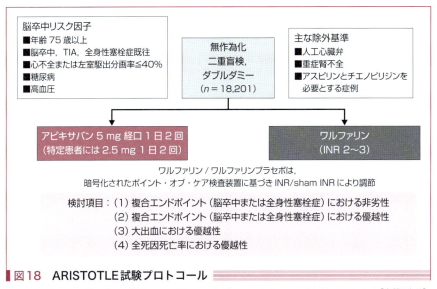

図18 ARISTOTLE試験プロトコール

[文献9より]

2 ARISTOTLE試験[8]

　アピキサバンの国際開発治験がARISTOTLE試験です．5 mg×2/日の1日2回投与と，後述の減量基準を満たした症例には2.5 mg×2/日の1日2回投与がされました．無作為割り付け，二重盲検，前向き研究です（図18）．年齢中央値70歳，18,201例のCHADS$_2$スコアは0～6点のすべてを含み，平均2.1点でした．その結果，脳卒中または全身性塞栓症の有効性主要評価項目においてワルファリンに対して有意に少なく，21％相対リスク減少を示しました（図19）．大出血の安全性主要評価項目においてもワルファリンに対して有意に少なく，31％相対リスク減少を示しました（図20）．

　アピキサバンに関して特筆すべきは，腎機能と関わりなくワルファリンと比べ，有効性と安全性に優れることです．腎機能低下例においても，大出血の発生率はそれほど増加しません．そして，75歳以上の高齢者においても腎機能と関わりなくワルファリンと比べ有効性と安全性に優れています．

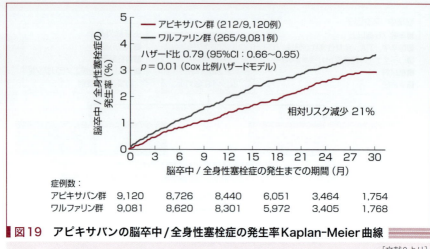

図19 アピキサバンの脳卒中/全身性塞栓症の発生率Kaplan-Meier曲線

［文献9より］

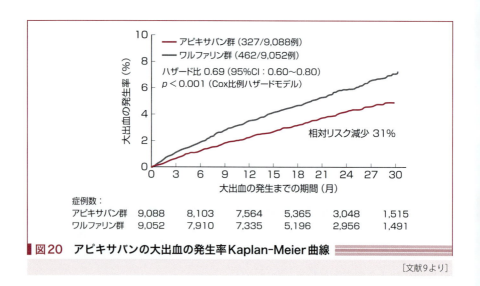

図20 アピキサバンの大出血の発生率Kaplan-Meier曲線

［文献9より］

3 減量基準の妥当性

　アピキサバンは通常5 mgを1日2回投与します．年齢80歳以上，体重60 kg以下，血清クレアチニン1.5 mg/dL以上の3項目のうち，2項目以上を満たす症例

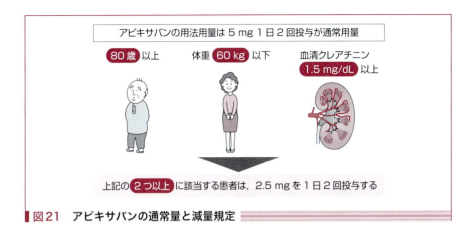

図21 アピキサバンの通常量と減量規定

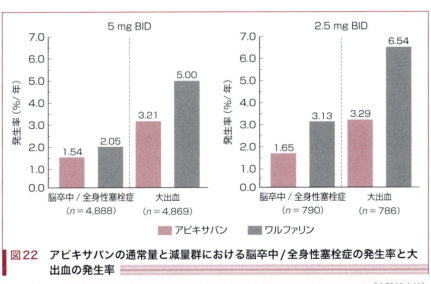

図22 アピキサバンの通常量と減量群における脳卒中/全身性塞栓症の発生率と大出血の発生率

［文献10より］

は半量の2.5 mgを1日2回投与します（図21）．ALISTOTLE試験における2.5 mg×2回投与群は基準を満たした高リスク例です．5 mg×2回投与群と比べ脳卒中/全身性塞栓症の発生率（1.54％ vs. 1.65％），大出血の発生率（3.21％ vs. 3.29％）に大きな差がなかったことは，この減量基準の妥当性を示します（図22）．

> **アピキサバンの特徴**
> - DOACの中で腎排泄率が最も低く，腎機能の影響が少ない．
> - 年齢，腎機能，体重など，どの切り口でもワルファリンと比べ有効性が高く，副作用が少ないので使いやすい．

D エドキサバン（リクシアナ®）

1 エドキサバンとは

　エドキサバン（リクシアナ®）は，日本で開発された1日1回投与の第Ⅹa因子阻害薬です．生体利用率は62％で，50％が腎臓から排泄されます．P糖蛋白とCYP3A4（10％未満）の代謝を受けますが，薬との相互作用は比較的少なく，P糖蛋白阻害作用を有するキニジン，ベラパミル，エリスロマイシン，シクロスポリン，アジスロマイシン，クラリスロマイシン，イトラコナゾール，ジルチアゼム，アミオダロン，リトナビルなどのHIVプロテアーゼ阻害薬が併用注意となっている以外に併用禁忌はありません．この薬は非弁膜症性心房細動による心原性脳梗塞の予防の前に，整形外科領域の術後の肺塞栓症の予防の適応が承認されていました．

2 ENGAGE AF-TIMI 48[11)]

　エドキサバンの国際開発治験がENGAGE AF-TIMI 48です．エドキサバン30 mg/日の1日1回投与群と60 mgの1日1回投与群とワルファリン投与群の3群に無作為に割り付けて行われた二重盲検前向き研究です（図23）．21,105例の平均年齢72歳，$CHADS_2$スコア2点以上のみ，平均2.8で約28％が脳卒中/TIA/全身性塞栓症の既往がある高リスク例です（表7）．当然のことながら，結果に大きな影響を与えるので，他のDOACの開発治験の結果と単純な比較はできません．リバーロキサバンと同様で，対象を2点以上としておりワルファリンに対してフェアです．ENGAGE AF-TIMI 48の結果，脳卒中または全身性塞栓症の有効性主要評価項目においてワルファリンに対して非劣性が証明されました

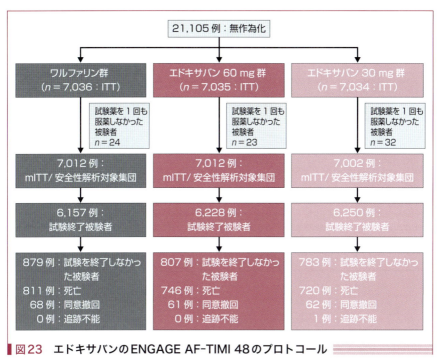

図23　エドキサバンのENGAGE AF-TIMI 48のプロトコール

［文献11より］

表7　エドキサバンのENGAGE AF-TIMI 48の患者背景

背景因子	ワルファリン群 ($n=7,036$)	エドキサバン 60 mg 群 ($n=7,035$)	エドキサバン 30 mg 群 ($n=7,034$)
$CHADS_2$, 平均±SD, n(%) ≦3 4～6	2.8±1.0 5,445(77.4) 1,591(22.6)	2.8±1.0 5,422(77.1) 1,613(22.9)	2.8±1.0 5,470(77.8) 1,564(22.2)
無作為時，用量調節(減量), n(%) 　CL_{CR} 30～50 mL/分 　体重≦60 kg 　ベラパミル，キニジン	1,787(25.4) 1,361(19.3) 701(10.0) 243(3.5)	1,784(25.4) 1,379(19.6) 684(9.7) 258(3.7)	1,785(25.4) 1,334(19.0) 698(9.9) 260(3.7)
60日以内におけるVKA治療, n(%)	4,138(58.8)	4,140(58.8)	4,163(59.2)
無作為時における服薬歴, n(%) 　アスピリン 　チエノピリジン 　アミオダロン 　ジゴキシン，ジギタリス製剤	2,092(29.7) 164(2.3) 827(11.8) 2,176(30.9)	2,070(29.4) 174(2.5) 866(12.3) 2,078(29.5)	2,018(28.7) 149(2.1) 799(11.4) 2,073(29.5)

CL_{CR}：クレアチニン・クリアランス．

［文献11より］

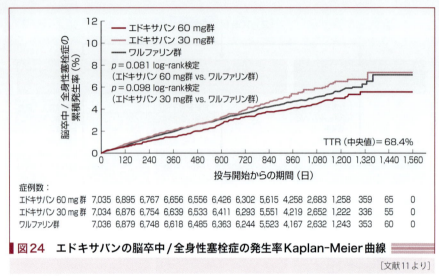

図24　エドキサバンの脳卒中/全身性塞栓症の発生率Kaplan-Meier曲線

［文献11より］

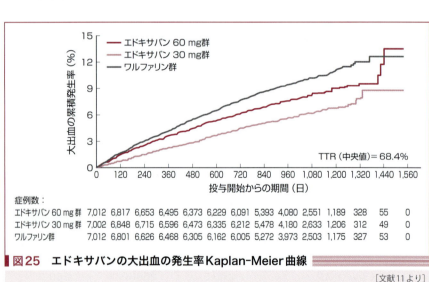

図25　エドキサバンの大出血の発生率Kaplan-Meier曲線

［文献11より］

(図24)．そして，大出血の発生率はワルファリンに対して有意に少ないことが証明されました(図25)．

　腎機能(図26)，年齢(図27)，体重(図28)による，どの切り口でも結果は一

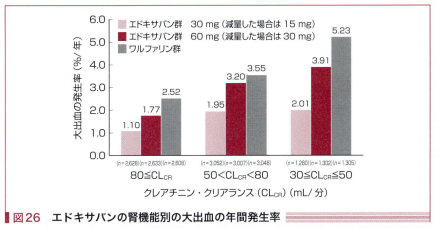

図26 エドキサバンの腎機能別の大出血の年間発生率

腎機能にかかわらず，ワルファリンに対するエドキサバンの安全性が示されています．
[エドキサバン承認時評価資料および文献11より]

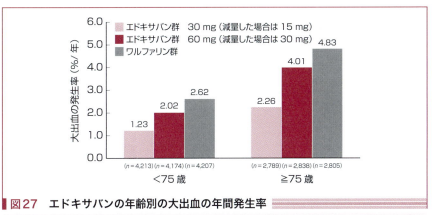

図27 エドキサバンの年齢別の大出血の年間発生率

年齢にかかわらず，ワルファリンに対するエドキサバンの安全性が示されています．
[エドキサバン承認時評価資料および文献11より]

貫してワルファリンより優れています．

3 減量基準の妥当性

　エドキサバンには，体重60 kg以下，クレアチニン・クリアランス50 mL/分以下，P糖蛋白阻害薬の併用の3項目のうち，1項目でも満たした場合，減量す

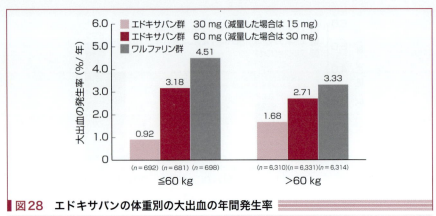

図28　エドキサバンの体重別の大出血の年間発生率

体重にかかわらず，ワルファリンに対するエドキサバンの安全性が示されています．

[エドキサバン承認時評価資料および文献11より]

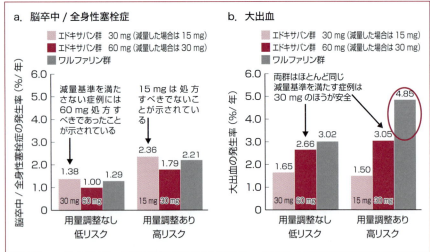

図29　エドキサバンの用量調整有無別の有効性・安全性

無作為試験なので，用量調整群はワルファリンであっても高リスク群です．
エドキサバンの高リスク群にワルファリンを投与した場合の大出血の発生率がきわめて高いことが示されています．有効性から，15 mg 投与は低リスク群であってもすべきではなく，減量基準を満たさない症例には 60 mg を投与すべきで，安全性を考えると減量基準を満たす症例には 30 mg を投与すべきです．

[エドキサバン承認時評価資料および文献12より]

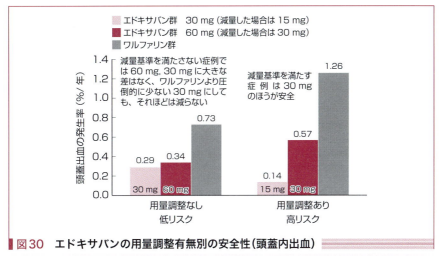

図30　エドキサバンの用量調整有無別の安全性（頭蓋内出血）

エドキサバンの高リスク群にワルファリンを投与した場合の頭蓋内出血の発生率がきわめて高いことが示されています．減量基準を満たさない症例における頭蓋内出血の発生率は60 mgと30 mgで大差なく，ワルファリンと比べると圧倒的に低値です．一方，減量基準を満たす症例には30 mgのほうが安全です．

［エドキサバン承認時評価資料および文献12より］

るという減量基準があり，1日30 mg投与群であっても，減量基準を満たした症例は1日15 mgが投与され，1日60 mg投与群であっても，減量基準を満たした症例は1日30 mgが投与されています．実際に30 mgが投与された症例には，30 mg投与群と1日60 mg投与群で減量基準を満たしたため30 mgを投与された症例があります．このことが解釈を複雑にしますが，貴重な情報を提供してくれます（図29, 30）．

興味深いのは最少投与量群で，脳梗塞発症率がワルファリンより有意に高いのに，死亡率が有意に低いことです．心房細動による心原性脳梗塞の予防においては，効果が強過ぎるとかえって出血を増やして死亡率を上昇させてしまうことを示している可能性があります．しかし，リスク・ベネフィットを考えると，1日60 mg投与（減量基準を満たす場合は30 mg）が妥当であると考えられます．

エドキサバンの特徴

1日1回投与．

- 開発治験において,比較的高リスク例を対象にしながらワルファリンと比べ同等の有効性を示し,年齢,腎機能,体重のどの切り口でも一貫して,出血性合併症は少ないので使いやすい.

文献

1) Hori M et al : Efficacy and safety of dabigatran an vs. warfarin in patients with atrial fibrillation : sub-analysis in Japanese population in RE-RY trial. Circ J **75** : 800-805, 2011
2) Connolly SJ et al : Dabigatran versus warfarin in patients with atrial fibrillation. N Engl J Med **361** : 1139-1151, 2009
3) Villines TC et al : A comparison of the safety and effectiveness of dabigatran and warfarin in no-valvular atrial fibrillation patients in a large healthcare system. Thromb Haemost **114** : 1290-1298, 2015
4) Larsen TB et al : Efficacy and safety of dabigatran etexilate and warfarin in "real-world" patients with atrial fibrillation : a prospective nationwide cohort study. J Am Coll Cardiol **61** : 2264-2273, 2013
5) Patel MR et al : Rivaroxaban versus warfarin in nonvalvular atrial fibrillation. N Engl J Med **365** : 883-891, 2011
6) Hori M et al : Rivaroxaban vs. warfarin in Japanese patients with atrial fibrillation : the J-ROCKET AF study. Circ J **76** : 2104-2111, 2012
7) Kaneko M et al : Confirmation of model-based dose selection for Japanese phase Ⅲ study of rivaroxaban in non-valvular atrial fibrillation patients. Drug Metab Pharmacokinet **28** : 321-331, 2013
8) Ogawa S et al : Present profiles of novel anticoagulant use in Japanese patients with atrial fibrillation : insights from the Rivaroxaban Postmarcketing Surveillance Registry. J Stroke Cerebrovasc Dis **23** : 2520-2526, 2014
9) Granger CB et al : Apixaban versus warfarin in patients with atrial fibrillation. N Engl J Med **365** : 981-992, 2011
10) Halvorsen S et al : Efficacy and safety of apixaban compared with warfarin according to age for stroke prevention in atrial fibrillation : observations from the ARISTOTLE trial. Eur Heart J **35** : 1864-1872, 2014
11) Giugliano RP et al : Edoxaban versus warfarin in patients with atrial fibrillation. N Engl J Med **369** : 2093-2104, 2013
12) Ruff CT et al : Association between edoxaban dose, concentration, anti-Factor Xa activity and outcomes : an analysis of data from the randomised, double-blind ENGAGE AF-TIM 48 trial. Lancet **385** : 2288-2295, 2015

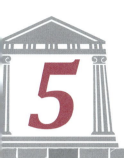

抗凝固薬の費用対効果

A 薬剤の費用対効果についての考え方

　DOACの有効性と安全性はワルファリンよりも優れていますが，薬価が高価であることが問題となっています．そこで，DOACの費用対効果が検討されています．血栓・塞栓症の発生率，出血性合併症の内容および発生率は，年齢・性別のみならず，人種差の影響を強く受けます．このことが，抗凝固薬の臨床使用における費用対効果の算定を複雑なものにしています．薬価，医療費も国，時代ごとに大きく異なるため，費用対効果はめまぐるしく変化することになります．費用対効果を評価する論文をみる場合，検討された人種と年度を考慮する必要があります．

　これまで，抗凝固療法に使用可能であった薬はワルファリンのみでした．ワルファリンはビタミンKの作用を阻害することにより肝臓における第Ⅱ，第Ⅶ，第Ⅸ，第Ⅹ凝固因子の産生を抑制します．ワルファリンの血栓・塞栓症の予防効果については実証されており，その投与により，基礎疾患のない水準近くまで血栓，塞栓症の発症率を低下させることができます．過去において，心房細動による心原性脳梗塞の予防や下肢深部血栓症など，血流のうっ滞が原因と考えられる病態に対しても抗血小板薬が投与されてきましたが，その効果は否定されています．

　一方，ワルファリンの問題点としては，以下の点があげられます．
❶ 出血性合併症の発生率を増加させる．特に，頭蓋内出血の増加が問題となる．
❷ 投与量の個人差が非常に大きい．
❸ 半減期が長く，投与してもすぐには効かず，中止してもすぐには効果が切れない．

❹ 投与開始初期には凝固能が亢進し，血栓・塞栓症の発症頻度が一過性に上昇する．
❺ 作用機序がビタミンKの阻害にあるため，納豆などビタミンK含有量の多い食物の制限が必要である．このことが，患者本人と家族に大きな負担となる．
❻ その結果，PT（INRにて標準化）の頻回の採血によるモニタリングが必須である．頻回の通院と採血検査が必要になる．
❼ 薬剤との相互作用が多く，併用薬の制限が大きい．他の疾患に対する医療行為を制限することになる．

医療経済上の問題として，頭蓋内出血・消化管出血などの合併症が起こった場合，膨大な追加医療費がかかります．ただし，食事制限などの生活および医療行為の制限による苦痛まで定量化することは困難であると思われます．また，発売直後のDOACの薬価をもとに検討されており，今後薬価が下がれば，数字も変化するものと思われます．

B ダビガトラン（プラザキサ®）

承認のために実施された国際治験であるRE-LY研究の結果をもとにして，費用対効果が検討されています．

1 Freemanらの研究

Freemanらによると[1]，35年間の全費用はワルファリンが143,193ドル，ダビガトラン220 mg/日が164,576ドル，ダビガトラン300 mg/日が168,398ドルでしたが，ワルファリンのQALYは10.28，ダビガトラン220 mg/日のQALYは10.70，ダビガトラン300 mg/日のQALYは10.84で，ワルファリンに対する増分費用対効果比は，ダビガトラン220 mg/日が51,229ドル/QALY，ダビガトラン300 mg/日が45,372ドル/QALYでした．1 QALY獲得に50,000ドルかかるとした場合，ダビガトラン220 mg/日では1日当たり9.36ドル，ダビガトラン300 mg/日では13.70ドルで1 QALY当たりの増分費用対効果が見込まれました．ダビガトラン300 mg/日は，ワルファリンに比べ0.56 QALY上回る生活の質（QOL）を得ることができ，最も費用対効果が高いという結果でした．

> **質調整生存年(Quality Adjusted Life Years:QALY)**
> ただ生きているだけでなく,その間の生活の質(quality of life:QOL)が重要です.生命予後とQOLを合わせて評価するために,生活の質で重みづけをした生存年をQALYといいます.生存率に効用値(効用値1が完全な健康を表し,効用値0が死亡)を掛けて算出します.効用値を求めるには,移動の程度,身の回りの管理,普段の生活,痛み/不快感,不安/ふさぎ込みの5つの要素でQOL評価するEQ-4Dという方法がよく使われます.

> **増分費用対効果比(Incrementa Cost Effectiveness Ratio:ICER)**
> 1QALY延長するのに必要な追加費用のこと.

2 Shahらの研究

　Shahらはマルコフモデルを用いて70歳以上の心房細動患者を対象にQALYとコストを比較しています[2]. 1QALY当たり50,000ドルを閾値とし,ダビガトランのコストを1日9ドルとして計算すると,$CHADS_2$スコア3点以上の高リスク例では,ワルファリン服薬例でのPT-INRコントロールが適切(TTR 72%以上)でない場合には,ダビガトラン300 mg/日が優れていました.$CHADS_2$スコア0点では,アスピリンの単独投与が最も対費用効果が優れ,$CHADS_2$スコア1～2の中等度リスク例では,INRコントロールが不適切(TTR 57.1%未満)な場合,ダビガトラン300 mg/日が優れていましたが,INRコントロールが適切(TTR 57.1%以上)の場合はワルファリンが優れていました.$CHADS_2$スコア1～2の中等度リスク例ではダビガトラン220 mg/日,アスピリンとクロピドグレルの併用には費用対効果を認めなかったとしています.しかし,現在,アスピリン,アスピリンとクロピドグレル併用の心原性脳梗塞の予防効果は否定されています.ワルファリンのよい適応は$CHADS_2$スコア2点以上であり1点には必ずしも推奨されていません.また,INRコントロールの良否は結果論であって,事前に予測することはできないことにも注意を要します.

> **デシジョンツリーモデルとマルコフモデル**
> 起こりうる事象の確率と,それによる変更を順番に並べていってツリーをつくるのがデシジョンツリーのモデルです.一方,疾患の予後を,いくつかのステージに分類し,それらのステージ間をどのように進んでいくかをシミュレーションするのがマルコフモデルです.

3 Clementsらの研究

　Clementsらは年齢による影響を検討しています[3]。75歳未満，75歳以上，全年齢における，ダビガトランによる1症例当たりのイベント発生による費用の削減効果は，それぞれ1,100，135，713ドルであり，増分費用対効果比は，それぞれ52,773，65,946，56,131ドルでした．心房細動を有する米国の患者においは，治療開始の年齢にかかわらずダビガトランはワルファリンと比べ費用対効果があったとしています．

4 Davidsonらの研究

　Davidsonらは，スウェーデンにおける65歳の心房細動患者の20年間のシミュレーションモデルによるワルファリン治療に対するダビガトランの費用対効果の評価分析を報告しています[4]．80歳まではダビガトラン300 mg/日，82歳からは220 mg/日を投与しました．ダビガトランの薬価は両用量とも1日当たり25.39スウェーデンクローナ(2.82ユーロ)としています．1 QALY当たりのコストはワルファリンに比べ7,742ユーロ低額でした．ただし，ワルファリンコントロールが良好な場合は12,449ユーロ高額でした．ワルファリン治療に対するダビガトランの増分費用対効果比は7,742ユーロ/QALYでした．ワルファリンのコントロール良好例では12,449ユーロ/QALYに増加しますが，50,000ユーロ/QALYより低値でした．ダビガトランはスウェーデンにおいては費用対効果に優れるとされました．

5 堀らの研究

　日本における，ダビガトランの費用対効果の検討が堀らにより報告されています[5]．ダビガトランの薬価は75 mg 1カプセルが132.60円，110 mg 1カプセルが232.70円であり，300 mg/日では1日530.40円，220 mg/日では1日465.40円かかります．一方，ワルファリンの薬価は1 mg 1錠9.60円であり，1日投与量を3 mgとすると28.8円となります．ワルファリン療法に対するダビガトラン療法の増分費用対効果比は，300 mg/日で839,036円/QALY，220 mg/日で1,449,009円/QALYでした．増分費用対効果比の上限とされる500万円/QALYを大きく下回ったことから，ダビガトランの費用対効果はワルファリンよりも優れていることが示されました．

C リバーロキサバン(イグザレルト®)

1 Kleintjensらによる研究

　Kleintjensらによるベルギーにおける費用対効果の検討では[6]，ワルファリン療法に対するリバーロキサバン療法の増分費用対効果比は8,809ユーロ/QALYで，確率的感度解析ではワルファリン療法に対するリバーロキサバン療法の閾値を10,000，20,000，35,000ユーロ/QALYとすると，それぞれ66，79，87％でした．ワルファリン療法に対してリバーロキサバン療法は費用対効果が認められると考えられました．

> **確率的感度解析**
> 　得られた結果には不確実性の問題があるので，通常95％CIが示されます．そこで，得られたデータを95％CIの中で変化させてみて，それでも結論が変わらないか（ICERが限界値以下か）を検討するのが，確率的感度解析です．

D アピキサバン(エリキュース®)

1 Dorianらの研究

　Dorianらはマルコフモデルを用いて，アピキサバンの国際治験であるARISTOTLE試験，AVERROES試験での死亡率，イベント率からアピキサバンの費用対効果を検討しています[7]．ワルファリン治療に対するアピキサバンの増分費用対効果比は11,909ユーロ/QALYでした．感度解析では，すべてのシナリオで3,368〜14,290ポンド/QALYでした．ワルファリンのPT-INR管理状態により変化しましたが，PT-INR管理良好例（TTR>76.5％）であっても11,321ユーロ/QALYでした．確率的感度解析では，閾値を20,000，30,000ユーロ/QALYとすると，それぞれ93，99％でした．ワルファリン治療に対するアピキサバンの費用対効果が示されました．

2 奥村らの研究

　奥村らは日本の急性期のDPCデータで費用を設定したシミュレーションモデルを報告しています[8]．非弁膜症性心房細動患者の生涯にわたる脳卒中発生回数は，1,000人当たり17回（虚血性脳卒中で3回，出血性脳卒中で14回）減少し，出血性脳卒中以外の出血は72回減少します．これらのイベントの減少により，虚血性脳卒中で100,716円，出血性脳卒中で45,336円，出血性脳卒中以外の出血で47,110円の費用が減少します．非弁膜症性心房細動患者1人当たりの全イベントに対する総削減額は195,188円と推計されます．日本の非弁膜症性心房細動患者数を約100万人とすると，脳卒中および出血性脳卒中以外の出血の発生回数はそれぞれ17,000回，45,000回減少することとなり，全国的な医療費の削減額は約2,000億円になると推定されました．

E エドキサバン（リクシアナ®）

1 Rognoniらの研究

　Rognoniらはマルコフモデルを用いて，エドキサバンの国際治験であるENGAGE AF-TIMI 48試験のデータからエドキサバンとワルファリンの費用対効果を比較検討しています[9]．生涯費用はエドキサバン18,658ユーロ，ワルファリン14,060ユーロでした．エドキサバンのワルファリンに対する増分費用対効果比は7,713ユーロ/QALYでした．確率的感度分析ではワルファリン療法に対するエドキサバン療法の閾値を25,000，50,000ユーロ/QALYとすると，それぞれ92.3，96％でした．ワルファリン療法に対するエドキサバン療法には費用対効果が認められると考えられました．

POINT
- DOACの有効性と安全性はワルファリンよりも優れているが，薬価が高価であることが問題となっている．
- すべてのDOACにおいて，現段階においては概ね良好な費用対効果が示

されている.
ワルファリンのコントロールが良好な場合は費用対効果がワルファリンに劣るという報告があるが,ワルファリンのコントロールの良否はワルファリン処方後にわかる結果論であり,事前に予測することは困難である.今後,DOACの薬価が下がれば費用対効果がさらに高まることが予想される.

文　献

1) Freeman JV et al : Cost-effectiveness of dabigatran compared with warfarin for stroke prevention in atrial fgibrillation. Ann Intern Med **154** : 1-11, 2011
2) Shah SV et al : Cost-effectiveness of dabigatran for stroke prophylaxis in atrial fibrillation. Circulation **123** : 2562-2570, 2011
3) Clemens A et al : Efficacy and cost-effectiveness of dabigatran etexilate versus warfarin in atrial fibrillation in different age subgroups. Am J Cardiol **11** : 849-855, 2014
4) Davidson T et al : Cost-effectiveness of dabigatran compared with warfarin for patients with atrial fibrillation in Sweden. Eur Heart J **34** : 177-183, 2013
5) 堀　正二ほか：非弁膜症性心房細動の脳卒中予防に対するダビガトランエテキシラートの医療経済分析. Pharm Med **29**：151-164, 2011
6) Kleintjens J et al : Cost-effectiveness of rivaroxaban versus warfarin for stroke prevention in atrial fibrillation in the Belgian healthcare setting. Pharmacoeconomics **31** : 909-918, 2013
7) Dorian P et al : Cost-effectiveness of apixaban vs. current standard of care for stroke prevention in patients with atrial fibrillation. Eur Heart J **35** : 1897-1906, 2014
8) 奥村　謙ほか：非弁膜症性心房細動患者に対するアピキサバン投与によるイベント費用削減額の推計. 医薬ジャーナル **50**：993-1003, 2014
9) Rognoni C et al : Edoxaban versus warfarin for stroke prevention in non-valvular atrial fibrillation : a cost-effectiveness analysis. J Thromb Thrombolysis **39** : 149-154, 2015

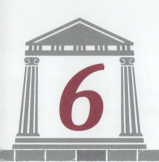

6 ダビガトランのブルーレターの解釈と予防治療の認識
―― 事故を完全に防ぐことはできない

A ダビガトランに対するブルーレター

　ダビガトランが発売されて，まだ5ヵ月しか経っていない2011年8月11日の時点で，81例の出血性合併症と5例の因果関係が否定できない死亡例が報告され，その多くが腎機能の低下した禁忌例であったため，注意喚起のためにブルーレターが出されました．その後，ダビガトランのみならずDOACの枕言葉のように，このブルーレターが語られています．

　しかし，副作用はどの薬にもあります．副作用をみる時には発生頻度が問題となります．それには，処方数と期間を考える必要があります．ダビガトランは，はじめて世に出たその時点では唯一のDOACであったために，爆発的に処方されていました．2011年3月14日～9月11日のダビガトランの市販直後調査では，重篤な出血が139例に認められ，76例が腎機能低下例で，そのうち22例が禁忌例でした．したがって，注意喚起としては正しい対応であったといえます．問題は，その捉え方です．この時点で10万人前後に処方され，出血性合併症の多くが投与初期に起こっていたことを考えると，重篤な出血の発生率はきわめて低値です．ワルファリン服薬中の出血は，いわば当然の副作用としては，ほとんど報告されていません．しかし，日本の頭蓋内出血の15％前後がワルファリン処方例です．発売直後の調査期間であるダビガトランは副作用として報告される率が高く，ワルファリンとの比較は困難です．RE-LY研究でも，重篤な出血がダビガトラン220 mg服用群で2.87％/年起こっていますが，ワルファリン群では3.57％/年でした．ダビガトラン220 mg服用群の総死亡率は3.64％/年でしたが，ワルファリン群の総死亡率は4.13％/年でした[1]．対象に高齢，高血圧，心不全，糖尿病，脳卒中既往例を多数含むことを考えれば当たり前のことです．処

方数・期間に相応の出血と死亡は避けがたいのです．したがって，起こったかどうかではなく，処方例数と期間から予想される出血性合併症・死亡の数と比較して，解離していないかが問題となるのです．

問題は禁忌例への処方です．しかし，現実にはすべての薬剤で禁忌例への処方を完全に防ぐことは困難です．それは薬のせいではなく，医師側の問題です．他の薬剤でも禁忌例に対する処方は日常的に行われています．禁忌といってもさまざまなグレードがあり，なかには破らざるをえない項目や不当な項目もあります．責任回避のためと思われる項目もあります．しかし，抗凝固療法のように重篤な問題を惹起する可能性が高い場合は遵守する必要があります．ブルーレターの意味は，もっと冷静に受け止められるべきです．

B 予防とは何か

1 予防医療の現実

脳梗塞は不可逆の変化であり，起こってからでは遅く，予防が重要です．しかし，起こるかもしれないことを予防しても，効果が得られているという実感は持てません．また，予防治療をしても完全に予防することはできず，起こってしまえば恨まれます．一方，副作用は受け入れがたいことです．防いでも感謝されることはなく，副作用があれば恨まれるだけです．したがって，予防は医療側には割の合わない仕事なのです．医師は出血を恐れます．だから，放っておいたら抗凝固療法は行われません．それだからこそ，抗凝固療法には啓発活動が重要だったのです．ある程度の出血事故は仕方がなく，それを恐れて抗凝固療法を行わなければ遥かに多くの脳梗塞が起こることを示し，医療側にある種の免罪符を与えて抗凝固療法を普及させる必要があったのです．予防は実感できませんし，有害事象が起こらなかったとしても，起こったとしても，それは単に運がよいかわるいかだけかもしれません．予防医療には個人の体験は無力です．

2 RE-RY研究からみるDOACの予防効果

ダビガトランのRE-LY研究の結果をみてみましょう[1]．心房細動患者100人にワルファリン投与した場合，1年間に1.7人に脳梗塞，0.7人に頭蓋内出血が起

■表1　100人の心房細動患者を1年間みた時のイベント発生数

	ワルファリン	ダビガトラン 220 mg	ダビガトラン 300 mg
脳梗塞	1.7人	1.1人	1.5人
脳出血	0.7人	0.3人	0.2人
死亡	4.1人	3.8人	3.6人

何もしなければ，1年間に5人が脳梗塞を起こす

こり，4.1人が亡くなります．ダビガトラン220 mgを処方すると1年間に1.5人に脳梗塞，0.2人に頭蓋内出血が起こり，3.6人が亡くなり，ダビガトラン300 mgを処方すると1年間に1.1人に脳梗塞，0.3人に頭蓋内出血が起こり，3.8人が亡くなります（表1）．個人でこの差を実感することは不可能です．脳卒中を起こしても，処方している医療機関にくるとは限りません．1人の医師がみることのできる心房細動患者には限りがあります．実は，多くの医師は心房細動があってもそれほど脳卒中は起こらず，ワルファリンを処方してもそれほど出血は起こらないと思っているのです．それが抗凝固療法の普及を妨げています．実際には，心房細動と脳梗塞後遺症を抱えた多くの高齢者が病院で寝たきりになっているのです．

3 抗凝固薬の予防投与の重要性

日本全体で考えると，人口の約1％に心房細動があるとすると約100万人いることになり，これらの人に抗凝固療法をまったく行わないと1年間に50,000人が脳梗塞を起こします（そのうち10,000人は心房細動と無関係の脳卒中です）．もし，ワルファリンを処方すると，脳卒中は17,000人（ただし，そのうち10,000人は心房細動と無関係の脳卒中です）になりますが，7,000人に頭蓋内出血を起こします（そのうち1,500人はワルファリンとは無関係です）．ワルファリンではなく，ダビガトラン300 mgを処方すると，脳卒中は11,000人（ただし，そのうち10,000人は心房細動と無関係の脳卒中です）になりますが，3,300人に頭蓋内出血を起こします（ただし，そのうち1,500人はダビガトランとは無関係です）．この計算はかなり乱暴なものですが，それでも，いかに抗凝固療法が重要であるかわかります（表2）．どのDOACの臨床治験の結果も同様の結果になります．たとえば，高血圧に降圧薬を処方したからといって目の前の患者の脳卒中を予防したという実感は持てませんが，多数例でみれば，確実に脳卒中を減らすことが

表2 日本全体での心原性脳梗塞の発生数

- 日本の心房細動患者100万人（1％）：
  抗凝固療法を行わないと，1年間に**50,000人が脳梗塞を起こす（10分30秒に1人！）**．ただし，一般人口でも1％の人に脳梗塞，0.2％の人に脳出血が起こる
- **ワルファリン治療**により脳梗塞の発症は2％に減らすことができるが，その代償として0.6％の症例に脳出血が起こる（ワルファリンによる増加は0.4％）．1年で0.4％の頭蓋内出血を恐れてワルファリンを投与しないと，その結果5−2＝3％の人に脳梗塞が起こる
- **ダビガトランを処方すると脳梗塞が11,000人になり，ダビガトランで防げないのは1,000人に過ぎない**
- 一方，ダビガトラン 300 mgを処方すると頭蓋内出血を3,200人に起こすが，そのうち，**ダビガトランが原因で頭蓋内出血を起こすのは1,700人に過ぎない**

できることがわかっています．一方，心房細動の年間脳梗塞発生率は所詮5％前後で，1人の患者としては95％起こしません．しかし，医師が100人の心房細動患者をみて，抗凝固療法をまったく行わなかった場合，1年間に1人も脳卒中を起こさない確率は$(1-0.95)^{100}=0.6$％に過ぎません．

DOACに個人の使用経験は通用しません．添付文書どおりに処方するだけです．

POINT

予防医学の効果を1人の医師が実感することはできない．予防医学には個人の体験は無力である．抗凝固療法を行えば，ある程度の出血事故は仕方がなく，それを恐れて抗凝固療法を行わなければ遥かに多くの脳梗塞が起こる．リスク・ベネフィットの天秤にかけて判断することが求められる．

文　献

1) Connolly SJ et al : Dabigatran versus warfarin in patients with atrial fibrillation. N Engl J Med **361** : 1139-1151, 2009

第IV章

旅の終わりに

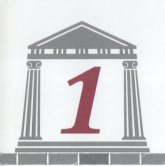

それでもワルファリンはなくならない
―― DOAC だけでは対応できない場合

A 抗凝固療法の選択肢を持つこと

他の薬が副作用などで使えない場合などを考えると，多くの選択肢があったほうがよいといえます．抗凝固薬の効果を持続的に保ちたい症例があるかもしれません．それには，ワルファリンのほうが適しているかもしれません．

B 弁膜症性心房細動

今後，DOACの適応は深部静脈血栓，肺塞栓の予防へと拡大していきますが，ワルファリンのすべてがDOACに置き換えられる訳ではありません．その代表が弁膜症性心房細動です．「弁膜症性」の定義には混乱がありましたが，リウマチ性僧帽弁狭窄症と生体弁を含む人工弁置換術後の症例です[1]．これらは，心臓内に強力な異物が常に存在する状況です．これは，非弁膜症性心房細動とはまったく異なる状況です．心原性脳梗塞の問題ばかりではなく，人工弁に血栓が形成され可動性に障害が起こらないようにすることも求められます．しかも，常に凝固能が亢進した状況に置かれます．抗凝固作用が弱い時間があっては困るのです．
しかし，DOACは凝固因子に対する直接的拮抗阻害薬なので，凝固因子の少ない凝固能低下状態では作用が強いですが，凝固因子の多い凝固能亢進状態では作用が弱くなるという特徴があります．そのためDOACを使用する場合，凝固能亢進状態にも有効性を保つ非常に高い血中濃度を維持する必要があります．人工弁置換後急性期よりダビガトランを用いた治験の失敗は当然のことであったかもしれません．僧帽弁置換後の患者に対し，ダビガトランのトラフの血中濃度が

50 ng/mLになるように調整して投与し，ワルファリン治療と比較した試験では，血栓塞栓イベントも出血性イベントもダビガトラン治療群で増加して，試験は途中で中止となりました[2]．しかし，ダビガトランの投与方法に問題があったのかもしれません．生体弁や人工弁置換例以外も同等かはわかりません．また，安全域が非常に広い薬を用いて，服薬条件をうまく調整すれば，使用不可能とはいえないかもしれません．

C ワルファリン処方に習熟する必要性

　ワルファリン処方にはコツがあります．ワルファリンの使用が今後継続せざるをえない状況が続くなら，ワルファリンの上手な使い方に習熟すべきです．DOACの普及により，ワルファリンの使用に不慣れな医師が増えることは避けなければなりません．

 POINT
　DOACだけでは対応できない場合があるので，ワルファリンはなくならない．
　他の薬が副作用などで使えない場合などを考えると，多くの選択肢があったほうがよい．

文　献
1) 小川　聡ほか：心房細動治療（薬物）ガイドライン（2008年改訂版）．〈http://www.j-circ.or.jp/guideline/pdf/JCS2008_ogawas_h.pdf〉
2) Eikelboom JW et al : Dabigatran versus warfarin in patients with mechanical heart valves. N Engl J Med **369** : 1206-1214, 2013

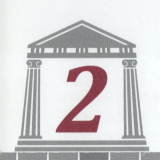

2 結論，単純にいえば

　心原性脳梗塞を減らすには，リスク・ベネフィットを考えたうえで，抗凝固療法を行う必要があります．脳梗塞を減らすためには，出血性合併症のわずかな増加を受け入れる必要があるのです．出血を恐れて必要な抗凝固療法を行わなければ，それを遥かに上回る脳梗塞が発生します．脳梗塞を減らすには，抗凝固療法の敷居を下げる必要がありますが，残念ながらワルファリンでは，必要な抗凝固療法は普及しませんでした．ワルファリンはモニタリングなしには使用できない薬ですが，モニタリングしても頭蓋内出血の予測はできません．モニタリングはワルファリンのメリットではありません．モニタリングはできるに越したことはありませんが，現状ではDOACのモニタリングはできません．従来の方法でモニタリングしても結果を改善することはできず，有害無益です．DOACはワルファリンと比べれば使用しやすい薬ですが，完全な抗凝固療法は存在しません．DOAC使用でも出血性合併症は増加し，脳梗塞もゼロにはなりません．DOACには頭蓋内出血がワルファリンと比較して少ないという長所がありますが，最大の利点は，患者と医師・医療機関の負担の軽減です．利益のないモニタリングなどでDOACの敷居を上げるのは間違っています．抗凝固療法の敷居を下げなければ，脳梗塞を減らせません．好みや経済的問題などもあり，決めるのは患者本人であることも忘れてはいけませんが，DOACが使用可能な症例にワルファリンを選択する医学的な根拠はありません．一方，ワルファリンをDOACに変えても出血や梗塞が完全になくなる訳ではないので，無理矢理押しつけることは医療者側のリスクになることも忘れてはいけません．そのうえで，$CHADS_2$スコア1点もしくは65歳以上の場合，原則としてはDOACを使用すべきです．$CHADS_2$スコア2点以上でDOACが使用できずワルファリンなら使える場合は，リスクを覚悟のうえでワルファリンを使うしかありません．その場合，抗凝固療法を諦めるという選択肢も考慮したうえで決定すべきです．

エピローグ

NOACからDOACへ！

　ワルファリンに対する新規抗凝固薬ということで，当初，New Oral Anti-Coagulant，もしくはNovel Oral Anti-Coagulantを略してNOACと呼ばれた薬も，いつまでも「New」や「Novel」ではおかしいので，Non-Vitamin K dependent Oral Anti-Coagulantの略として同じNOACという名称が使用されるようになりました．しかし，No Anticoagulationと紛らわしいという意見もあり，2015年，**新たにDOAC(Direct Oral Anti-Coagulant)という名称が国際血栓止血学会より提唱されました**[1]．これは，NOACが世界で受け入れられた証ともいえます．

　抗凝固療法の神話と真実を巡る旅も，そろそろ終わりです．
　DOACの登場により抗凝固療法の施行率は若干，改善したようですが，依然として十分ではありません．『脳卒中データバンク2015』は衝撃を与えました[2]．心原性脳梗塞の割合は24％から28％に増加しています．不幸に心原性脳梗塞を起こした人の抗凝固療法施行率は2009年版とほとんど変わっていなかったのです（発作性心房細動患者の抗凝固薬投与率は18.4％，持続性心房細動では32.0％，$CHADS_2$スコア1点例では21.1％）．心原性脳梗塞を減らすには，抗凝固療法の適切な普及が不可欠です．
　あなたは，神話を信じますか？　それとも，真実を求めますか？
　最後に，お伺いします．
　あなたは，何をしますか？
　新たな旅立ちが始まっています！

文 献

1) Barnes GD et al：Recommendation on the nomenclature for oral anticoagulants：communication from the SSC of the ISTH：reply. J Thromb Haemost **13**：2132-2133, 2015
2) 脳卒中データバンク2015，小林祥泰（編），中山書店，東京，2015

索引

— あ 行 —

アピキサバン ································ 124, 139

エドキサバン ································ 128, 140

— か 行 —

活性化部分トロンボプラスチン時間
　（APTT）································· 40

吸収率 ··· 81
凝固因子活性抑制率 ······················ 96
凝固系 ··· 34

クレアチニン・クリアランス ········· 53
クレアチニン濃度 ························· 53

経皮的冠動脈形成術（PCI）············ 30
血液凝固因子複合製剤 ··················· 58

抗Ⅹa活性の測定 ··························· 99
抗血小板療法 ································ 28
骨代謝 ··· 72
コンパートメントモデル ··············· 81

— さ 行 —

糸球体濾過率（GFR）···················· 54
事故発生率 ································· 100
持続性心房細動 ···························· 9
手術時の対応 ································ 62

出血 ··· 58
消化管出血 ··································· 91
腎機能低下例 ································ 52
心原性脳梗塞 ································ 6
人工透析 ······································ 52
人工弁置換後 ································ 52
心房細動 ······································ 6

スイートクローバー ······················ 1

頭蓋内出血 ··································· 88

生体利用率 ··································· 81

増分費用対効果 ··························· 136
組織因子経路抑制因子（TFPI）······ 68

— た 行 —

第Ⅶ因子 ······································ 36
ダビガトラン ················ 107, 136, 142
蛋白結合率 ··································· 81

中和 ··· 58

ディスペプシア ··························· 109
低分子ヘパリン（LMWH）············ 95

トラフ値 ······································ 93

— な 行 —

内視鏡検査 ··································· 61

脳梗塞発生率 ……………………………… 9
脳卒中データバンク …………………… 48, 151
飲み忘れ …………………………………… 85

― は 行 ―

抜歯 ………………………………………… 61
半減期 …………………………………… 70, 82

ピーク値 …………………………………… 93
ビタミンKによる中和 ………………… 58, 72
費用対効果 ……………………………… 135

ブルーレター …………………………… 142
プロテインC, S ………………………… 68
分布容積 ………………………………… 81

ペースメーカー …………………………… 10
ヘパリンのモニタリング ………………… 95
ヘパリン・ブリッジ …………………… 62, 64
弁膜症性心房細動 ……………………… 148

発作性心房細動 …………………………… 9

― ま 行 ―

ムラサキウマゴヤシ ……………………… 1

― や 行 ―

薬剤溶出性ステント（DES） …………… 28

予防投与 ………………………………… 144

― ら 行 ―

リバーロキサバン ……………………… 117, 139

― わ 行 ―

ワルファリン ………………………… 1, 48, 148
 ――コントロール ……………………… 66
 ――と食品との相互作用 ……………… 37
 ――の作用 ……………………………… 35
 ――の代謝 ……………………………… 37
 ――の使い方 …………………………… 36
 ――のモニタリング ………………… 41, 66
 ――の用量 ……………………………… 39

― 欧 文 ―

activated partial thromboplastin
 time（APTT） ………………………… 40
ARISTOTLE 試験 …………………… 125, 139
ASSERT 研究 …………………………… 11
AVERROES 試験 ……………………… 139

Boston Area Anticoagulation Trial
 for Atrial Fibrillation（BAATAF） … 2

Canadian Atrial Fibrillation Antico-
 agulation（CAFA）Study …………… 3
$CHADS_2$ スコア ……………………… 8, 22
Cockcroft-Gault ………………………… 55
CYP2C9 ……………………………… 37, 39

DOAC ………………………………… 78, 106
 ――のモニタリング …………………… 93
 ――の薬理動態 ………………………… 81
dual antiplatelet therapy（DAPT） … 28

eGFR ……………………………………… 55
ENGAGE AF-TIMI 48 ……………… 128, 140
European Atrial Fibrillation Trial
 （EAFT） ………………………………… 3

Fushimi AF registry ……… 22, 48

HAS-BLEDスコア ……………… 70

international normalized ratio
 （INR） ……………………………… 39

J-RHYTHM registry ……… 22, 48
J-ROCKET AF ………… 89, 93, 118

low molecular weight heparin
 （LMWH） ………………………… 95

major bleeding ………………… 88
Michaelis-Menten kinetics … 96
minor bleeding ……… 86, 88, 99
MOST研究 ………………………… 11

number needed to treat（NNT）… 102

prothrombin complex concentrate
 （PCC） …………………………… 59
P糖蛋白阻害薬 ………………… 107

QALY ……………………………… 136

RE-LY研究 ……………… 24, 109, 142
ROCKET AF …………………… 117

SOS-AF …………………………… 13
Stroke Prevention in Atrial
 Fibrillation（SPAF）1 Study …… 2

time in therapeutic range（TTR）… 42
tissue factor pathway inhibitor
 （TFPI） …………………………… 68

vitamin K epoxide reductase
 complex 1（VKORC1） ………… 39

著者紹介

石川利之　Toshiyuki Ishikawa
横浜市立大学附属病院循環器内科　教授

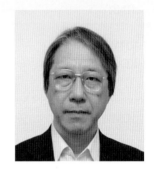

1982 年　横浜市立大学医学部卒業
1990 年　横浜市立大学医学部病院助手
1992 年　横浜市立大学医学博士
1994 年　横浜市立大学医学部附属浦舟病院第二内科講師
2000 年　横浜市立大学医学部内科学第二講座講師
2001 年　横浜市立大学医学部第二内科 CCU 助教授
2013 年　横浜市立大学医学部循環器腎臓内科学准教授，
　　　　横浜市立大学附属病院循環器内科部長
2016 年　横浜市立大学附属病院循環器内科教授
　　　　現在に至る

総合内科専門医，日本循環器学会認定循環器専門医，日本不整脈心電学会認定不整脈専門医，日本老年医学会認定老年病専門医，日本心血管インターベンション治療学会名誉専門医，Fellow of Japanese Collage of Cardiology（FJCC），Member and Fellow of Heart Rhythm Society（FHRS），IBHRE（International Board of Heart Rhythm Examiners）Test Writing Committee 理事，Asia-Pacific Heart Rhythm Society（APHRS）Cardiac Implantable Devices Subcommittee 委員長補佐，日本循環器学会代議員（評議員），日本循環器学会関東甲信越地方会評議員，日本不整脈心電学会理事，日本心臓病学会評議員，日本人工臓器学会評議員，日本心不全学会評議員，臨床心臓電気生理研究会特別幹事．

抗凝固療法の神話と真実
―適切な心房細動管理のために

| 2016 年 7 月 25 日　第 1 刷発行 |
| 2018 年 4 月 20 日　第 2 刷発行 |

著　者　石川利之
発行者　小立鉦彦
発行所　株式会社 南江堂
　　　　〒113-8410 東京都文京区本郷三丁目42番6号
　　　　☎(出版)03-3811-7236　(営業)03-3811-7239
　　　　ホームページ http://www.nankodo.co.jp/
　　　　　　　　　　　　　　印刷・製本 公和図書
　　　　　　　　　　　　　　装丁 渡邊真介

The Mythology and Truth of Anticoagulant Therapy:
For Proper Management of Atrial Fibrillation
© Nankodo Co., Ltd., 2016

定価は表紙に表示してあります．　　　　Printed and Bound in Japan
落丁・乱丁の場合はお取り替えいたします．　ISBN978-4-524-25515-3

本書の無断複写を禁じます．

|JCOPY|〈(社) 出版者著作権管理機構 委託出版物〉

本書の無断複写は，著作権法上での例外を除き，禁じられています．複写される場合は，そのつど事前に，(社) 出版者著作権管理機構 (TEL 03-3513-6969，FAX 03-3513-6979，e-mail: info@jcopy.or.jp) の許諾を得てください．

本書をスキャン，デジタルデータ化するなどの複製を無許諾で行う行為は，著作権法上での限られた例外 (「私的使用のための複製」など) を除き禁じられています．大学，病院，企業などにおいて，内部的に業務上使用する目的で上記の行為を行うことは私的使用には該当せず違法です．また私的使用のためであっても，代行業者等の第三者に依頼して上記の行為を行うことは違法です．

〈関連図書のご案内〉　＊詳細は弊社ホームページをご覧下さい《www.nankodo.co.jp》

心臓デバイス植込み手技(改訂第2版)
石川利之・中島 博 編著　　B5判・208頁　定価(本体7,500円＋税)　2018.3.

聞きたかった！心房細動の抗凝固療法 ズバリ知りたいNOAC使用のホンネ
池田隆徳 著　　A5判・188頁　定価(本体3,000円＋税)　2015.4.

これでわかる 心房細動の診かたと治療 内科医のためのガイドラインに即した手びき(改訂第2版)
池田隆徳 著　　A5判・162頁　定価(本体2,800円＋税)　2013.3.

抗血小板療法 エキスパートの"勘どころ"
中村正人 編　　A5判・224頁　定価(本体3,600円＋税)　2016.12.

不整脈デバイス治療バイブル 適応・治療・管理まですべてマスター
草野研吾 監修　　B5判・368頁　定価(本体10,000円＋税)　2018.6.発売予定

誰も教えてくれなかった 心筋梗塞とコレステロールの新常識
伊苅裕二 著　　A5判・148頁　定価(本体2,800円＋税)　2018.3.

こうすれば必ず通過する！PCI医必携ガイドワイヤー"秘伝"テクニック
村松俊哉 編　　B5判・294頁　定価(本体8,300円＋税)　2018.2.

達人が教える！PCI・カテーテル室のピンチからの脱出法119
村松俊哉 編　　B5判・590頁　定価(本体12,000円＋税)　2014.3.

末梢血管疾患診療マニュアル
東谷迪昭・尾原秀明・金岡祐司・水野 篤 編　　B5判・496頁　定価(本体14,000円＋税)　2018.3.

インターベンション医必携 PCI基本ハンドブック
伊苅裕二 編著　　B5判・320頁　定価(本体7,200円＋税)　2017.7.

冷凍カテーテルアブレーション治療ハンドブック
沖重 薫 著　　A5判・142頁　定価(本体4,200円＋税)　2017.7.

グロスマン・ベイム 心臓カテーテル検査・造影・治療法(原書8版)
絹川弘一郎 監訳　　B5判・1,336頁　定価(本体30,000円＋税)　2017.5.

むかしの頭で診ていませんか？ 循環器診療をスッキリまとめました
村川裕二 編　　A5判・248頁　定価(本体3,800円＋税)　2015.8.

循環器疾患最新の治療2018-2019
永井良三 監修／伊藤 浩・山下武志 編　　B5判・538頁　定価(本体10,000円＋税)　2018.1.

本日の内科外来
村川裕二 編　　A5判・336頁　定価(本体4,600円＋税)　2018.3.

臨床雑誌内科2017年9月増大号 特集：患者さんからよく尋ねられる 内科診療のFAQ
B5判・504頁　定価(本体5,500円＋税)　2017.9.

今日の治療薬2018 解説と便覧(年刊)
浦部晶夫・島田和幸・川合眞一 編　　B6判・1,472頁　定価(本体4,600円＋税)　2018.1.

定価は消費税率の変更によって変動いたします。消費税は別途加算されます。